# 神奇的医学激光

上海市医学会
上海市医学会激光医学专科分会　组编

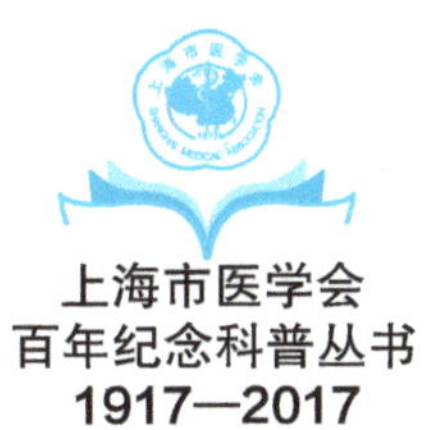

上海市医学会
百年纪念科普丛书
1917—2017

上海科学技术出版社

**图书在版编目(CIP)数据**

神奇的医学激光 / 上海市医学会,上海市医学会激光医学专科分会组编. —上海:上海科学技术出版社,2018.1
(上海市医学会百年纪念科普丛书)
ISBN 978 - 7 - 5478 - 3863 - 1

Ⅰ.①神… Ⅱ.①上…②上… Ⅲ.①激光应用—医学—普及读物 Ⅳ.①R312 - 49

中国版本图书馆 CIP 数据核字(2017)第 312197 号

**神奇的医学激光**

上海市医学会
上海市医学会激光医学专科分会　　组编

上海世纪出版(集团)有限公司
上海科学技术出版社　出版、发行
(上海钦州南路 71 号　邮政编码 200235　www. sstp. cn)

字数:110 千　　　印张 7.5
2018 年 1 月第 1 版　2018 年 1 月第 1 次印刷
ISBN 978 - 7 - 5478 - 3863 - 1/R · 1535
定价:30. 00 元

# 内容提要

激光治疗近视、激光嫩肤、激光碎石、激光美白牙齿……这些词语我们并不陌生，激光早已应用于临床医学的方方面面，我们似乎很熟悉它，但又不够了解它，医学激光到底是什么？它为什么如此神奇？

本书分两部分对医学激光做了详细的介绍，第一部分"读经典"介绍了激光与医学相结合的发展史，以及不同类型的激光在不同学科中的应用。第二部分"问名医"以问答的形式，详细介绍了激光是如何治疗眼科、皮肤科、泌尿外科、耳鼻喉科和口腔科的常见疾病，以及激光治疗的优势和特点。

本书由上海市激光医学领域的专家执笔，文章内容丰富，表达方式通俗易懂，全方位、多角度地介绍了激光技术在临床诊断、治疗及基础研究方面的广泛应用，让广大读者更好地认识医学激光的神奇之处。

# 本书编委会

**主　　编：** 周行涛

**副 主 编：** 王秀丽　卢　忠　吴　忠　邹　俊

**编委名单：**（按姓氏笔画排序）

马晓晔　王　伟　王　杭　王宏伟　王浩飞
仇荣星　吕坚伟　孙红英　阴　雷　严盛枫
李珊珊　李海燕　杨　鲲　吴建华　沈　炜
张　菁　张　琼　张　静　张宇燕　张建华
张玲琳　陆　超　周激波　施国伟　姜　辉
顾凌澜　徐林根　高　鹏　高小峰　陶　晨
龚　岚　龚　旻　康　健　彭　煜　蒋伟文
韩邦旻　薄隽杰

# 总　序

上海市医学会成立于 1917 年 4 月 2 日，迄今已有 100 年的悠久历史。成立之初以"中华医学会上海支会"命名，1932 年改称"中华医学会上海分会"，1991 年正式更名为"上海市医学会"并沿用至今。

百年风雨，世纪沧桑，从成立之初仅 13 人的医学社团组织，发展至今已拥有 288 家单位会员、22 000 余名个人会员，设有 92 个专科分会和 4 个工作委员会，成为社会信誉高、发展能力强、服务水平好、内部管理规范的现代科技社团，荣获上海市社团局"5A 级社会组织"、上海市科协"五星级学会"。

穿越百年历史长河，上海市医学会始终凝聚着全市广大医学科技工作者，充分发挥人才荟萃、智力密集、信息畅通、科技创新的优势，在每一个特定的历史时期，在每一次突发的公共卫生事件应急救援中，均很好地体现了学会的引领带动作用。近年来，在"凝聚、开放、服务、创新"精神的指引下，学会不忘初心，与时俱进，取得了骄人的成绩。

2016 年，习近平总书记在"全国卫生与健康大会"上发表重要讲话，指出"没有全民健康就没有全面小康"，强调把人民健康放在优先发展的战略地位。中共中央、国务院印发的《"健康中国 2030"规划纲要》明确了"共建共享、全民健康"是建设健康中国的战略主题，要求"普及健康生活、加强健康教育、提高全民健康素养"，要推进全民健康生活方式行动，要建立健全健康促进与教育体系，提高健康教育服务能力，普及健康科学知识等。上海市医学会秉承健康科普教育的优良传统，认真践行社会责任，组织动员广大医学专家积极投身医学科普创作与宣传教育。

近年来，学会重点推出了"健康方向盘"系列科普活动、"架起彩虹桥"系列医教帮扶活动和"上海市青年医学科普能力大赛"三项科普品牌。通过科普讲座、咨询义诊、广播影视媒体宣传以及推送科普文章或出版科普读物等多形式、多渠道,把最前沿的医学知识转化成普通百姓健康需求的科普知识,社会反响良好。配合学会百年华诞纪念活动,其间重点推出了百场科普巡讲活动和百位名医科普咨询活动。上海市医学会以其卓有成效的科普宣教工作受到社会各界好评,荣获上海市科委颁发的"上海科普教育创新奖–科普贡献奖(组织)二等奖"、中华医学会"优秀医学科普单位"和"全国青年医学科普能力大赛优秀组织奖",成为上海市科协"推进公民科学素质"百家示范单位之一。

为纪念上海市医学会成立 100 周年,同时将《"健康中国 2030"规划纲要》精神进一步落到实处,我们集中上海医学界的学术领袖和科普精英编著出版这套科普丛书,为大众提供系统的医学科普知识以及权威的疾病防治指南,为"共建共享、全民健康"的健康中国建设添砖加瓦。在这套丛书里,读者既可以"读经典"——呈现《再造"中国手"》等丰碑之作,重温医学大家叱咤医坛的光辉岁月,也可以"问名医"——每本书约有 100 名当代名医答疑解惑,解决现实中的医疗健康困扰。既可以通过《全科医生,你家的朋友》佳作,找到你的家庭医生,切实地感受国家医疗体制改革的努力给大众带来的健康保障;也可以领略《从"削足适履"到"量身定制"——医学 3D 打印技术》《手术治疗糖尿病的疗效如何》等医学前沿信息,感受现代医学科技进步带来的福音。

经典丰满的内容,来源于团结奋进、齐心协力的编写团队。这套丛书涉及上海市医学会所属的 50 余个专科分会,编委达 2 000 余名,参与编写者近 5 000 人,堪称上海市医学会史上规模最大的一次集体科普创作。我相信,每一位参与科普丛书的编写者都将为在这场百年盛典中留下手迹,并将这些健康科普知识传播给社会大众而引以为荣。

在此,我谨代表上海市医学会,向所有积极参与学会科普丛书编著的专科分会编委会及学会工作人员,向关注并携手致力于医学科普事业发展的上海科学技术出版社表示衷心的感谢!

源梦百年、聚力同行,传承不朽、再铸辉煌。愿上海市医学会薪火不熄,祝万千家庭健康幸福!

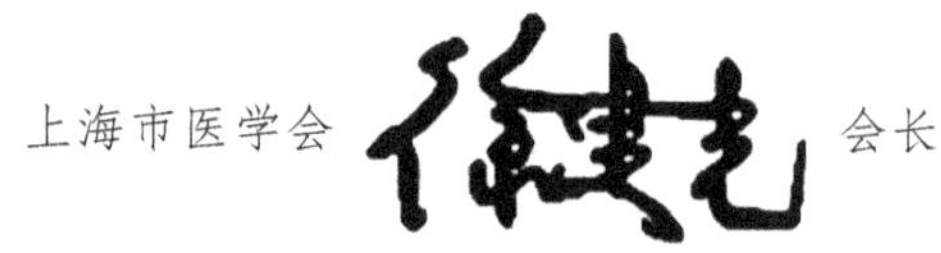

上海市医学会　　　　　　　　会长

2017 年 5 月

# 前　言

光是一切，宇宙始于光。光象征着真善美，跟随光，就不会走在黑暗里。

神奇的激光，本质上是受激辐射的光放大，也就是利用分子或者原子的能量放大增强的光。早在 100 年前，爱因斯坦在研究光的辐射过程中，就提出"受激辐射"概念，为激光理论奠定基础。

59 年前，美国科学家肖洛等提出"激光原理"：物质在受到与其分子固有振荡频率相同的能量激发时，会产生不发散的强光。梅曼是世界上第一个将激光引入实用领域的科学家，他获得人类历史上第一束激光。中国的第一台激光器，则是长春"小球照明红宝石"，在 1961 年开启我国的激光之路。

激光可以极强，比如一束激光持续极短时间，飞秒级、纳秒级，且聚焦在显微镜下才能看见的微米尺度，能量爆满。激光也可以极弱，当前激光设备可发射非常微弱的受控光，甚至可以聚集在一个细胞上。激光更可精确切割，即使切钻石也不在话下；激光无形，其完美性超过其他有形之刀。

那么，激光与医学的结合发出了怎样的光芒呢？当年梅曼用激光照射兔视网膜，通过生物效应来研究激光的功率和能量，一步踏入激光医学的殿堂。激光的临床应用从眼科开始，现已广泛涉及外科、内科、皮肤科、耳鼻喉科、妇科、泌尿科、口腔科等，治疗技术日新月异，如激光刀、内镜激光、光动力学等，为众多患者解除病痛。

半个多世纪以来，激光医学迅猛发展，如同长了翅膀，飞越基础医学研究领域，在临床诊断、治疗等各个领域都有突破。激光引领了许多革命性的诊治模式，比如眼科的糖尿病视网膜病变的激光光凝、近视的激光手术包括最微创的"全飞秒"手术、皮肤光动力治疗、激光碎石的微创术式等，为人类健康保驾，功不可没。

在我国，上海激光医学专业一直以来是成绩显著的代表之一，比如 20 世纪六七十年代上海市第六人民医院(现上海交通大学附属第六人民医院)发表第一篇红宝石激光凝固视网膜的临床报告、上海医科大学附属眼耳鼻喉科医院等单位率先用国产 $CO_2$ 激光仪开展五官科激光治疗。经过上海激光医学领域前辈们的辛勤耕耘,20 世纪 80 年代以来更多的专家和同仁为激光医学事业奉献汗水和智慧,治愈无数患者。

当前,上海市激光医学专科分会在上海市医学会的领导下,医教研专业队伍人才济济,具有开阔的国际视野,拥有精湛的专业技术,更深入地探索激光医学的未知前沿。在激光医学领域也取得丰硕成果,一些项目获得国家和市级奖项,一些课题获得国家自然科学基金的资助。更可喜的是,上海激光医学专业同仁们,在"以患者为中心"的理念指导下,积极开展激光医学的科普教育,以激光之"光"照亮更多人。

应用激光医学的诊疗有很多很多,不怕做不到,只怕想不到!《神奇的医学激光》作为上海市医学会成立 100 周年的科普系列丛书之一,是在上海市医学会的统一安排和指导下,由上海市工作在临床一线的激光医学专家撰写。每个专家充分发挥所长,向读者娓娓道出激光之奇、之趣、之美,行文轻松活泼,适合各年龄层次的读者。相信广大读者都有无穷的好奇心,对于世间万物、对于自身健康,或许了解越多,就可传播越多,就可做得更多更好。

祝愿激光医学这门自成体系的学科蓬勃发展,在建设健康中国的道路上发挥越来越重要的作用。

复旦大学附属眼耳鼻喉科医院主任医师、教授<br>
上海市医学会激光医学专科分会主任委员<br>
周行涛<br>
2017 年 12 月

# 目　录

## 耳｜鼻｜喉｜科｜篇 …… 092



## 口｜腔｜科｜篇 …… 101

# CHAPTER ONE

读经典

# 一、"微笑"的近视激光手术:"全飞秒"之名的由来



总有近视患者问我:"近视激光手术为什么叫全飞秒? 为什么叫 SMILE?"近视激光手术发展飞快,与我国近视的高患病率有关,"全飞秒"这个名字也迅速被认同。

当年掀起近视激光手术高潮的是 LASIK(准分子激光原位角膜磨镶术),由于恢复快而在国内外风靡。"准分子激光角膜原位磨镶术"这样的名称,毫无疑问也注定被医患双方"熟视无睹"。虽然到现在仍是国内外的主流术式之一,但始终没有一个简明扼要的中文通用名字,那 5 个英文大写字母与大众的隔阂,超过五座山的距离。

全飞 FLEX/SMILE 时代,它们的中文名字"飞秒激光角膜基质透镜取出术"更冗长,德国医生取首字母合成缩写 SMILE。因边切口是弧形,如同微微上扬的微笑,用"微笑"命名如同天赐。现在 SMILE 切口只需 2 毫米,恰似樱桃小口微微一笑。

国内老百姓大多数称"飞秒激光角膜基质透镜取出术"为"全飞秒",传统 LASIK 就称为"半飞秒",从患者所认同的手术通用名称里,可以隐隐看出一些端倪,患者最迫切的需求是什么,我们医生最应该解决的是什么。符合患者需求的技术是有生命力的技术,手术通用名首要的原则是简明扼要,便于患者更好理解,同时也是一种潜在的医学引导。希望每个人都有清晰的视力,安全无虑、自由自在地去看属于自己的风景。

(周行涛)

---

—— 专家简介 ——

**周行涛**

---

周行涛,主任医师,博士研究生导师,复旦大学附属眼耳鼻喉科医院眼视光中心主任,上海市医学会激光医学专科分会主任委员,中华医学会激光医学分会委员。

# 二、视网膜裂孔能做"全飞秒"近视激光手术吗

视网膜裂孔是视网膜神经上皮层的全层缺损，仅有视网膜裂孔而无玻璃体牵引，并不发生视网膜脱离，称为干孔。研究显示，一般人群中视网膜裂孔发生率为4%～8%，近视度数越高发病率越高，而视网膜脱离的发生率只有0.5%～1%。

周边视网膜裂孔的患者一般是没有感觉的，通常在散瞳检查时被医生发现，所以大多数有视网膜裂孔的患者并不知道自己存在视网膜裂孔，这种无症状视网膜裂孔发生视网膜脱离的概率并不高，但如果伴有近视，将增加视网膜脱离的发生率。所以，对近视患者，尤其是高度近视患者的眼底检查应予重视，具有高度视网膜脱离危险的裂孔包括"有盖的"马蹄孔、有症状的视网膜裂孔，这些高危视网膜裂孔需要进行预防性视网膜激光光凝治疗。

视网膜激光光凝的机制是通过激光的热效应，使视网膜与脉络膜层间产生牢固的黏连瘢痕，防止眼内液化的玻璃体进入视网膜层间，从而预防视网膜脱离发生，同时也避免了视网膜脱离的手术治疗。

全飞秒近视激光手术并不直接影响视网膜病变的发生。如果发现了视网膜裂孔，暂不急于进行全飞秒近视激光手术，需要先做视网膜激光光凝术封闭裂孔，2周后根据裂孔周围激光光凝的愈合情况再考虑全飞秒近视激光手术。

（邹　俊）

---

**— 专家简介 —**

**邹　俊**

---

邹俊，主任医师，硕士研究生导师。同济大学附属第十人民医院眼科行政副主任、屈光诊治专科负责人，上海市医学会激光医学专科分会委员。擅长全飞秒激光术和准分子激光术治疗各种屈光不正、各种眼病以及小儿斜弱视的诊治。

# 三、激光治疗糖尿病视网膜病变





刘老伯今年 69 岁，7 年前查出患了糖尿病，最近总感觉看东西时眼前有一团黑影遮挡，到医院检查后才知道，因为血糖控制不好，发生了糖尿病视网膜病变，眼前的黑影是眼底出血引起的，需要进行视网膜激光治疗。

糖尿病视网膜病变（DR）是糖尿病常见且严重的并发症之一。DR 分为非增殖期和增殖期，增殖期 DR 是以视网膜出现新生血管为标志，如不及时治疗，常因发生玻璃体积血和牵拉性视网膜脱离而导致失明。在 DR 初期，患者可以无眼部自觉症状，但到增殖期就可能会因反复的玻璃体积血出现明显视力下降，甚至引起牵拉性视网膜脱离而致盲。所以患糖尿病之后，要定期去眼科检查眼底，争取早发现、早治疗。

眼球本身是一个理想的光学系统，而激光最大的特性就是方向性好。眼底激光治疗就是激光穿过眼球透明的屈光间质直达眼底，通过视网膜色素组织对光的吸收达到光凝效果，在不开刀、不损伤眼球的情况下完成眼底疾病的治疗。眼底激光治疗前患者需要散瞳，医生在激光接触镜的引导下对病变视网膜进行激光光凝治疗，治疗时可能会有轻微胀痛，治疗结束后一般无明显不适感。

由于 DR 致盲的原因是严重的增殖性视网膜病变导致的玻璃体积血和牵拉性视网膜脱离，因此在 DR 进入增殖期之前，就要进行干预。眼底激光光凝术通过对周边视网膜进行光凝，改善视网膜缺血缺氧状态，促使新生血管萎缩，从而阻止病变的进展。增殖期 DR 需要行全视网膜激光光凝，一般分 3～4 次完成激光治疗，每次间隔 1 周。

## 特 别 提 醒

眼底激光治疗是否有效不能根据治疗后的视力决定，而是要看眼底病变是否稳定。激光治疗的目的在于防止病变进一步发展，因此，眼底激光治疗在视力严重损害之前进行，效果更好。另外，眼底激光治疗后一定要定期复查，主要是了解激光治疗的疗效，包括光凝斑的密度和范围是否足够、眼底病变是否稳定，以及是否需要追加激光治疗等。

（沈　炜）

—— 专家简介 ——

## 沈　炜

沈炜，副主任医师，副教授，硕士研究生导师，海军军医大学附属长海医院眼科行政主任，上海市医学会眼科专科分会眼底病学组副组长，上海市医学会激光医学专科分会青年委员。在白内障、糖尿病视网膜病变、黄斑疾病的诊治方面有丰富的临床经验。

# 四、激光治疗白内障术后的后发障



  白内障是目前老年人致盲的主要眼病之一，而对于白内障，目前在非手术治疗上没有有效的药物可以使用，最有效的治疗手段就是手术治疗。主流的白内障手术就是超声乳化晶状体囊外摘除联合人工晶体植入手术。这个手术就是通过一个很小的切口（一般在 2.8 毫米左右），用超声乳化的方式将患者混浊的晶状体乳化粉碎后吸出，保留晶状体外面的囊膜作为植入人工晶体的囊袋支撑物，将人工晶体植入到晶状体的囊袋内，这样就起到了治疗白内障、达到复明的作用。许多老年患者听到做过白内障手术的人的反馈，发现手术虽然能明显地改善视力，但是有部分患者过了一段时间以后，又出现了视物模糊，与以前白内障发生的情况相似。不明原因的患者认为白内障术后还会再次出现白内障，所以往往第一个眼睛手术以后，迟迟不愿第二个眼睛手术。那么这种情况是什么原因造成的呢？有什么方法可以治疗呢？

  白内障手术以后再次出现的视物模糊可能有许多原因，如后发障、眼底病变以及屈光改变等等。后发障是怎么回事呢？白内障手术是保留了晶状体的后囊膜作为人工晶体支撑的囊袋，这个后囊膜在手术的时候可以是透明的，手术以后数月或者数年，由于晶状体上皮细胞移行增殖，逐渐地覆盖在晶状体后囊膜上，形成珍珠样小体，也就形成了后发障，影响了视力。这种情况是白内障手术以后非常常见的现象，有文献报道，成年人白内障手术三年后，有 $40\%\sim50\%$ 的患者出现后发障，儿童后发障的发生率为 100%。后发障对视力的影响程度与后囊膜的混浊程度和厚度密切相关。出现后发障该如何处理呢？首先需要进行一个常规裂隙灯检查，判断后囊膜是否混浊及混浊程度。然后需要进行眼底检查，如果能看得见眼底，看看是否有黄斑变性、出血、裂孔等。如果眼底检查很困难，就需要进行眼科 B 超，检查是否有视网膜脱离的情况，如果单纯因为后囊膜混浊造成视力模糊，进行治疗的效果是非常好的。目前处理后发障的最为直接简单的方法就是进行激光治疗。在进行激光的时候没有任何疼痛，激光手术以后，部分患者可能暂时感觉眼前有黑影飘动，一般第 2 天瞳孔缩小了以后，就会发现视力明显提高。

## 特别提醒

YAG 激光白内障术后后囊截开手术费用很低，医保涵盖，安全性高。手术在眼科门诊即进行，患者只需要在进行激光手术的时候眼睛固视前方，术者只要发射数十下激光，就可以将后囊截开。当然对于有些患者行后囊截开术后，有增加黄斑水肿概率和视网膜脱离的可能性。

（陶　晨）

—— 专家简介 ——

### 陶　晨

陶晨，上海交通大学医学院附属仁济医院眼科副主任，副教授。上海市医学会眼科专科分会眼视光学组组员，上海市医学会激光医学专科分会委员。擅长白内障、青光眼、斜弱视等疾病的诊断和治疗，尤其在复杂性的斜视、难治性弱视治疗方面有独特的经验。

# 五、青光眼首选：激光治疗



青光眼是全球主要的致盲性眼病之一，如不及时治疗会导致不可逆的视神经损伤，从而造成视野缺损，甚至失明，因此早期治疗尤为重要。青光眼的治疗包括药物、激光、手术等。临床上大多数患者不愿意选择手术作为首选治疗方案，而选择药物治疗。但长期药物治疗对眼部以及全身都有不同程度的不良影响，特别是孕妇以及手部有功能障碍的老年人，不宜药物治疗。随着激光技术的发展，激光在眼科的应用已成为现代眼科领域里的重要组成部分，也给青光眼患者带来了更多的选择机会。青光眼激光治疗主要包括以下几种。

### 激光周边虹膜切开术

这一术式适用于原发或继发性瞳孔阻滞性房角闭合以及可疑的原发性房角闭合。葡萄膜炎导致瞳孔闭锁、晶状体不全脱位、硅油异位等造成瞳孔阻滞引起的继发性青光眼也可采用该方法治疗。

### 选择性小梁成形术

选择性小梁成形术可以反复施行，安全性也较好。主要适用于原发性开角型青光眼、正常眼压性青光眼、高眼压症等，可作为初始治疗，也适用于色素性青光眼、激素性青光眼或剥脱综合征性青光眼的治疗，还适用于治疗依从性较差，不宜（如妊娠）、不方便（如手部有功能障碍的老年人）、不能（如药物过敏）采用药物治疗患者的替代治疗。

### 虹膜激光成形术

适用于虹膜高褶综合征或青光眼急性发作时的治疗，可联合激光周边虹膜切开术一起使用。

### 睫状体光凝术

可反复多次施行，适用于所有晚期青光眼、新生血管性青光眼以及难治性青光眼。

另外，激光也能用于抗青光眼手术中，如激光巩膜切除术、激光巩膜滤过口重建术、激光巩膜断线等。

## 特别提醒

青光眼的激光治疗费用低廉、安全性高、不良反应少，一般作为首选治疗方式，或者联合手术及药物作为附加治疗方式，使部分患者在不使用药物的情况下，能够将病情控制在理想的范围内。但并不是所有的患者都适用激光治疗，激光术后眼压及视神经功能的随访也是必要的。

（张宇燕）

—— 专家简介 ——

### 张宇燕

张宇燕，复旦大学附属华山医院眼科主任医师，硕士生导师。上海市医师协会眼科医师分会委员，上海市医学会眼科专科分会委员，上海市医学会激光医学专科分会委员。擅长各类复杂性白内障、青光眼及角膜疾病的显微手术治疗。

# 六、激光美容还你美丽双眸



肖小姐今年 37 岁，是一位成功的外企白领，半年后她即将与自己恋爱多年的男朋友步入婚姻的殿堂。婚房、婚纱乃至举办婚礼的酒店肖小姐与男友都看好了，但是她依旧有着一个小烦恼。肖小姐之前与男友共同决定先立业后成家，所以一心扑在事业上，熬夜加班也是家常便饭，这使她美丽的眼睛周围形成了厚厚的黑眼圈，眼角也出现许多细纹。肖小姐希望自己的婚礼能尽善尽美，当然对自己的"颜值"也要高标准严要求。于是她来到一家三级甲等医院的眼科，向医生咨询是否有不用做手术，也能较快改善自己眼周问题的治疗方法。医生仔细听取了肖小姐的诉求后，建议通过激光美容，让肖小姐重现美丽的双眸。

激光改善眼周美容问题的方法，常见有以下几种。

（1）激光祛皱。年龄增长及紫外线照射均可降低皮肤正常的胶原蛋白水平而以异常的弹性纤维取而代之，导致皮肤弹性消失，皱纹形成。剥脱性以及非剥脱性的点阵激光均可促进面部健康的胶原蛋白再生重构，有效改善眼周的细纹，治疗后皮肤表面能够快速修复，改善维持时间较长，也是理想的眼周祛皱的治疗方法。

（2）激光祛除黑眼圈。黑眼圈的形成原因尚不明确，常见的类型包括色素在眼周的沉着，以及眼周皮肤菲薄和透明化导致的静脉显露。通过相应类型的激光如长脉宽 1 064 纳米 Nd：YAG 激光，均能够进行祛除。黑眼圈中的黑色素及血管中的血红蛋白，能够吸收相应波长的激光，从而达到祛除黑色素沉积或封闭血管的治疗效果。

（3）激光祛除不良文饰。文眼线不比化妆画眼线，如果不满意不能重新来过。如果对自己文下的眼线不满意，或者时间久了导致色素弥散，线条越来越难看,都可以通过激光祛除。调 Q 开关的 Nd：YAG 激光可以通过特定的波长,在文饰的色素吸收激光能量后,"内爆破"色素小颗粒,使色素被逐渐清除而不损伤皮肤组织。

（4）激光祛除眼袋,改善皮肤松弛。随着年龄的增长,有些中老年人的眼袋也悄无声息地出现了。这是由于中老年人眶隔脂肪堆积,下睑皮肤松弛导致的。这个问题通过激光也能解决。超脉冲 $CO_2$（二氧化碳）激光能够帮助医生去除堆积的脂肪,收紧眼周的肌肤,祛除眼袋。同时通过激光治疗,不容易出现术后血肿及感染,患者恢复也更快。

## 特 别 提 醒

在激光治疗期间,务必注意皮肤防晒和皮肤护理,"双管齐下"才能达到更好的治疗效果。

（龚　岚）

—— 专家简介 ——

## 龚　岚

龚岚,主任医师,博士研究生导师,复旦大学附属眼耳鼻喉科医院眼表疾病学科组副主任。上海市医学会激光医学专科分会委员,上海市医学会眼科专科分会防盲学组委员。擅长干眼病、角膜疾病及过敏性角结膜炎等眼表疾病的治疗与研究。

# 七、全激光，优势联合矫正近视和散光



角膜屈光手术发展到现在，种类比较多，如果按照手术的组织部位来分，可以简单地分为角膜表层手术和角膜基质层间手术两大类。如果按照手术用的激光器来分，可以分为单纯准分子激光手术、单纯飞秒激光手术（又称为全飞秒激光手术）以及飞秒激光联合准分子激光手术（又称为全激光手术），这些手术都有自己的特长和优势，适合不同的患者。

### 特长和优势

全激光手术，最大的优点是联合了飞秒激光层间分离和准分子激光精确扫描的优势，具有如下优点。

（1）术中切削中心精确定位，扫描全程跟踪定位，手术精确性、安全性较高。

（2）使用准分子激光的小光斑飞点扫描技术，可以根据不同患者的不同角膜形状来设计手术方案，个性化消融角膜组织。

（3）比较容易接近层间组织，手术后的再次调整和优化，变得相对容易。

### 适应人群

因为全激光手术矫正近视速度快、反应小、精确度高、安全性大、个性化程度高及术中医生把握度大，从全球范围来看，全激光手术目前是手术医生和手术患者选择最多的近视手术种类。它还可以用来矫正远视、散光和不规则角膜，具有更广泛的手术适应人群。

近视散光，具有不同的屈光度和散光轴向，如果发生角度偏差，手术的效果就大打折扣，甚至达不到矫正效果。因此散光矫正对手术的精确性有较高的要求，而全激光手术就能满足这种要求，针对眼球的旋转和瞳孔偏中心，都能有自己的应对方案。所以，对于散光患者尤其是高度散光的患者，全激光手术具有的技术优势更大。

不规则的角膜组织，比散光的矫正难度更大，要求对不同角膜区域进行区别对待。全激光手术可以分析出这种差别，运用角膜地形图和波前像差技术对激光切削进行引导，得到更加优化的手术效果。

　　总之，全激光角膜屈光手术具有手术适应证广、可实施制订个性化手术方案、术中精准定位和实时跟踪、手术操作相对容易和手术并发症易处理的特点，在角膜屈光手术领域发挥着独特的作用。

（周激波）

—— 专家简介 ——

## 周激波

　　周激波，主任医师，博士研究生导师，上海交通大学医学院附属第九人民医院眼视光中心主任。中华医学会眼科学分会委员，上海市医学会眼科专科分会视光和屈光手术学组副组长。擅长近视眼防治、角膜和晶体屈光手术、高度近视的白内障超乳手术、有晶体眼人工晶体植入术和近视眼角膜激光屈光手术。

# 八、角膜移植的新选择——飞秒激光

大家可能只知道飞秒激光可以用于近视矫正手术，其实飞秒激光还可以用在角膜移植手术中。

角膜，就是我们平时看到的"黑眼珠"前面的这部分透明的组织，当角膜发生严重的感染及混浊等病变的时候，角膜就不透明了，需要把供体的透明角膜组织移植到病变角膜上。我们把有病变需要接受角膜移植的患者眼睛称为"受体"，把捐献的正常角膜组织称为"供体"。手术过程就需要把受体角膜的病变部分切除，并且在供体上剪切相应的透明组织，然后缝合到受体上，并让供体和受体的组织逐渐生长愈合在一起。

角膜移植包括穿透性角膜移植和板层角膜移植。穿透性角膜移植就是把角膜组织的全层进行移植，而板层角膜移植是只移植角膜的一部分厚度。在受体角膜上切除病变组织，留下的部分叫做"植床"。根据植床的面积大小，在供体角膜进行对应的切削，制作出来用于角膜移植的部分称为"植片"。传统的手术方法是用手术刀进行剪切。人工进行角膜组织的剪切，精确度会受到医生操作的影响，飞秒激光给角膜移植手术带来了新的选择，大大提高了供体和受体的组织切削的精确性。

飞秒激光可以对角膜组织的不同层次精确定位和切削，在角膜移植手术中，可以用于穿透性角膜移植片的制作，也可以用于板层角膜移植中的板层分离。而且飞秒激光能制作不同形状的植片和植床，比如"L形""Z形""礼帽形"和"蘑菇形"等，这样可以让植片和植床的贴合更加牢固。例如，穿透性角膜移植的礼帽状切口可以使角膜供体和受体之间的接触面积大大增加，提高切口的闭合度，从而减少因为缝线牵引或者伤口愈合引起的散光。同时眼内的压力也可以使角膜供体和受体结合紧密，由于切口可以做成这些特殊的形态，在对合的时候会更加牢固，这样切口边缘的稳定性会明显高于手术刀制作的直线形的切口。

角膜切削的这些特殊的形态，只有飞秒激光可以做出来。所以将飞秒激光应用于角膜移植，大大提高了手术的精确性和术后稳定性，而且手术后的视力恢复速度也更快。在手术过程中，也减少了角膜供体和受体在切削过程中出现的组织损坏。目前我国角膜移植的供体稀缺，飞秒激光的应用也可以更充分把供体角膜利用起来。

## 特别提醒

　　飞秒激光本身需要大型的设备，并不是所有医院都可以开展，成本也比较高，手术费用也会相应增加。具体选择手术刀还是飞秒激光进行角膜移植，需要根据病变情况、手术设备、费用等各方面，由医生综合判断。

（李海燕）

—— 专家简介 ——

### 李海燕

　　李海燕，副主任医师，上海新视界眼科医院副院长、屈光手术专科主任，上海市医学会激光医学专科分会委员。擅长全飞秒激光和 ICL 植入术（有晶体眼人工晶体植入术），矫正各种屈光不正以及角膜和眼表疾病治疗。

# 九、光动力的前世今生



光动力疗法(PDT)是利用光动力反应进行疾病诊断和治疗的一种新技术。在临床上,光动力疗法通常仅指光动力治疗,而将光动力诊断称为荧光诊断。PDT 历史悠久,可以追溯到公元前 1400 年左右,但有关 PDT 的科学探索则始于 20 世纪初,至今有 100 多年的历史。

## 现象探索阶段

1900 年慕尼黑大学的 Raab 博士首次报道吖啶橙染色可使草履虫发生光敏致死现象;1903 年 Von Tappeiner 教授静脉注射伊红后用碳弧灯照射来治疗皮肤鳞癌,并提出"光动力效应"的概念来描述这种氧依赖的光敏现象。

1912 年慕尼黑大学医学院住院医生 Meyer-Betz 英雄般地将血卟啉(Hp)注射到自己体内,之后在面、手等曝光部位发生了强烈的光敏反应,这是人类首次发现 Hp 可导致皮肤光敏现象。

之后,多位研究者先后在肿瘤组织内观察到 Hp 的荧光并发现 Hp 对肿瘤组织具有光敏杀伤作用。通过对这些染料(吖啶橙、伊红等)和粗品血卟啉的研究,科学家们发现了光动力疗法中的一些重要现象、作用和基本规律,为现代光动力疗法奠定了基础。

## 肿瘤诊断阶段

在 20 世纪 50 年代,人们开始将光动力反应用于肿瘤的早期诊断,标志着光动力疗法开始进入临床实用阶段。此时期对肿瘤的光动力治疗也进行了初步探索,但由于采用普通光作为光动力反应的激发光源,强度不够,波长也不匹配,始终未能取得重大突破。

## 肿瘤治疗阶段

20 世纪 70 年代随着物理技术的发展,多种激光器用于医学临床。激光器的出现不仅改善了光动力治疗的效果,同时也极大地激发起人们对光动力疗法的研究热情,美国的 Dougherty 于 1974 和 1975 年在《北大西洋公约组织癌症研究所杂志》上连续报道以血卟啉衍生物(HpD)为光敏剂结合红光照射,治疗乳腺癌、宫颈癌、基底细胞癌、鳞状细胞癌取得了良好效果,极大地促进了 PDT 的发展。Dougherty 也因此被公认为是肿瘤光动力治疗的先驱者。

20 世纪 80 年代末到 90 年代初,新一代的光敏剂开发迅速,在光敏活性、吸收光谱和组织选择性方面有了很大改进。新一代的光敏剂都是单体化合物,其商品化和临床应用前景非常乐观。它们的出现使光动力疗法成为继手术、放射治疗和化学治疗之后,治疗肿瘤的又一重要手段。

### 光动力的临床拓展阶段

1990 年中国顾瑛应用 HpD 治疗鲜红斑痣,开创了 PDT 治疗非肿瘤性疾病的先河。而应用范围最广、对后世影响最大的是 5-氨基酮戊酸光动力疗法(ALA-PDT)。1990 年加拿大 Kennedy 首次成功将 ALA-PDT 用于皮肤肿瘤的治疗,开启外用光敏剂进行光动力治疗新时代。

2000 年 ALA 在美国上市。同期,其他的光敏剂如 Photogem 于 1999 年获俄罗斯联邦的批准用于肿瘤的治疗,Foscan 于 2001 年获得欧洲共同体、挪威和冰岛的批准,用于头颈部进展期肿瘤的姑息治疗。光动力临床应用的汹涌浪潮也迅速从欧美国家影响到中国。

1996 年开始,王秀丽、徐世正在国内首次采用 ALA-PDT 治疗了大量光线性角化病、鲍温病、基地细胞癌等,并获得了较好的效果;并且创新性地将 ALA-PDT 用于尿道尖锐湿疣的治疗,解决了临床治疗难题,实现了光动力从皮肤恶性肿瘤到良性增生性病变的一次跨越。LED(发光二极管)光源在医学领域的普及推动了痤疮的光动力治疗。中国学者在光动力治疗尖锐湿疣、痤疮中的参数探索获得了高级别的循证医学证据,极大地推动和规范了光动力在皮肤科的应用。

### 光动力的广阔前景

总之,20 世纪 90 年代以后,ALA-PDT 在皮肤科的广泛应用主要体现在新型光敏剂的陆续上市、光源的发展、应用方法的改进和临床适应证的拓展,最难能可贵的是众多临床科学家们对光动力的作用机制进行了深入探索。上海市皮肤病医院光动力团队研究发现 ALA-PDT 治疗皮肤肿瘤除了直接杀伤作用外,还可以诱导机体的抗瘤免疫,预示着光动力治疗皮肤肿瘤前景广阔。

光动力前世为皮肤肿瘤而生,如今在皮肤肿瘤中的应用更加成熟,机制进一步阐明，在 HPV（人乳头状瘤病毒）感染性皮肤病、炎症性皮肤病中也大放异彩，可以说光动力已进入了一个全面繁荣的时代。

（王秀丽）

—— 专家简介 ——

## 王秀丽

王秀丽，上海市皮肤病医院主任医师，教授、博士研究生导师。中华医学会光动力治疗研究中心首席专家，同济大学医学院光医学研究所所长，上海市医学会激光医学专科分会候任主任委员，上海市医学会皮肤科专科分会副主任委员，上海市医师协会皮肤科医师分会副会长。

# 十、光动力让 HPV 治疗进入无创、高效时代



　　白领林小姐从医院化验室出来，手里拿着一周前采样的宫颈 HPV 检测报告。当看到好几个 HPV 指标都是阳性时，她脑子里一下子就懵了：我洁身自好，怎么会感染 HPV？难道老公在外面拈花惹草？性病？宫颈癌？一时间她的脑海中充斥了各种恐惧和不安。

　　随着网络的普及，HPV 对人们来说并不陌生。但是由于某些商业性夸大宣传，很多人一听到 HPV 就想到不洁性行为，想到宫颈癌，犹如谈虎色变，惊恐不安。我们首先来了解下什么是 HPV。

　　HPV 是人乳头状瘤病毒(human papillomaviruses)的英文缩写，是一种分子量极小的 DNA 病毒，外生殖器部位的 HPV 疾病主要通过性接触感染，但 HPV 感染并不意味着性乱，40 岁以上的已婚女性，HPV 的感染率可达到 80%。目前已知的 HPV 型别有 150 多种，根据致癌性高低分为高危型（HR）和低危型（LR），90% 的 HPV 都能在 1～2 年内自然清除，只有少数持续的 HR-HPV 才可能导致癌变，这一过程需要 10～15 年的漫长演变时间。因此 HPV 感染≠宫颈癌，感染 HPV 不必惊慌，是可以积极干预的。我们常见的 HPV 疾病包括尖锐湿疣、鲍温样丘疹病、宫颈上皮内瘤病等。

　　以尖锐湿疣为例，我们来了解下 HPV 的 3 种感染形式：典型皮损、亚临床感染和潜伏感染。典型皮损为外阴、阴道、子宫颈、肛周、肛管，甚至咽喉部位的单个或多个乳头状、鸡冠状、菜花状或团块状的赘生物。通常可见皮损只是"冰山一角"，亚临床感染和潜伏感染才是 HPV 感染的主要形式，也是疾病反复发作的主要原因。这是因为在与人类共同进化的漫长过程中，HPV 形成了多层次的免疫逃逸机制，逃避了机体免疫系统的识别与攻击。打个比喻，HPV 好比披

着羊皮的狼，上皮细胞好比羊群，HPV混进了上皮细胞内不易被发现。

目前各种物理疗法(激光、电灼、冷冻等)在技术上都十分成熟，主要用于清除典型皮损，传统应用的局部腐蚀性药物也有一定的治疗作用，但容易导致糜烂、溃疡、瘢痕和色素沉着等不良反应。以上方法均不能有效解决亚临床和潜伏感染，且在腔道内(尿道、宫颈)的治疗受到限制，而光动力疗法正好弥补了传统治疗的不足。

光动力治疗HPV感染的机制，为光敏剂前体ALA(5-氨基酮戊酸)可以被增生旺盛的细胞(感染HPV的颗粒层细胞、棘层细胞和基底细胞)优先吸收，并转化为真正的光敏剂PpIX。因此光动力的作用不只局限于典型皮损，对于亚临床感染和潜伏感染同样有治疗作用，可以形象地称之为"面清除治疗"，且作用层面止于基底细胞，不会导致瘢痕，这就体现了光动力治疗的安全、高效。另外，对于尿道口、尿道内等特殊部位的皮损，传统创伤性治疗可能会造成尿道狭窄和粘连，而光动力是一种非创伤性治疗，特别适合腔道部位的治疗，是目前公认的尿道尖锐湿疣首选治疗方案。

光动力除了上述直接杀伤感染HPV的上皮细胞外，最独特的优势还在于增强机体免疫细胞对HPV的杀伤作用。它不仅能够降低HPV病毒的致病力，还能有效提高细胞的免疫功能，这一点对于HPV的治疗非常重要。换句话说，光动力不仅善于正面作战，还善于发动羊群发现"披着羊皮的狼"群起而攻之。

总之，感染了HPV不等于性乱，不等于宫颈癌，HPV可防可治，不必惊慌。光动力对HPV的3种感染形式都有治疗作用，多年的临床应用和基础研究证实光动力安全高效，特别适合于特殊部位的HPV感染，作为成熟的治疗方法在国内已形成共识。可以说，光动力使得HPV的治疗进入无创、高效时代。

（王宏伟）

---

—— 专家简介 ——

## 王宏伟

---

王宏伟，复旦大学附属华东医院皮肤科主任医师，复旦大学上海医学院教授、博士研究生导师。上海市康复医学会皮肤康复专业委员会主任委员，中国医药教育协会常务理事、皮肤病专业委员会副主任委员，中华医学会激光医学分会激光美容学组委员。

# 十一、光动力护航"战痘"青春



人生最开心的事情："痘"没了，青春还在；人生最苦恼的事情：青春没了，"痘"却还在！曾经我以为，"痘痘"只是岁月对青春的一份馈赠，可是，直到岁月的痕迹爬上脸庞时，痘痘仍不见消停，我不得不直面它的真面目——痤疮。

——微信公众号上一位患者的留言

痤疮，即大家熟知的"痘痘"，是一种慢性炎症性皮肤病，主要发生于面部、前胸和背部，常表现为：粉刺、丘疹、脓疱、囊肿、结节、瘢痕等，其发病主要与雄性激素水平增高、毛囊皮脂腺导管角化异常、皮损周边病菌繁殖以及局部炎症等有关。依据皮损性质，痤疮常分为轻度（Ⅰ级）：仅有粉刺；中度（Ⅱ级）：炎性丘疹；中度（Ⅲ级）：脓疱；重度（Ⅳ级）：结节、囊肿。中重度痤疮不仅影响患者的面部外观，还对患者的心理和社交产生重大影响。

痤疮的传统治疗方法可分为：①局部外用药，如维 A 酸、过氧化苯甲酰、抗生素、硫磺、水杨酸制剂等；②系统药物治疗，如抗生素、异维 A 酸、激素类（糖皮质激素、抗雄性激素）、中医中药等。轻度痤疮治疗不难，但中重度痤疮治疗较困难，传统治疗以抗生素和异维 A 酸为主，但疗程长、可能产生耐药或致畸等不良影响，因此治疗有一定的局限性。

ALA-PDT（5-氨基铜戊酸光动力疗法）治疗痤疮的原理：ALA 外用后被毛囊皮脂腺单位特异性吸收并转化为强光敏物质原卟啉 IX，在特定波长光照射下产生光动力反应，达到杀灭痤疮丙酸杆菌、抑制皮脂腺分泌和破坏皮脂腺结构的治疗目的，从而治疗中重度痤疮，是痤疮的新型治疗方法。ALA-PDT 选择性高，对周围组织损伤小，治疗痤疮一般 1～2 周治疗 1 次，3～4 次为一疗程，起效快，维持时间长，可以说，是目前治疗中重度痤疮最好的物理治疗方法。且经研究证实,光动力疗法通过作用于角质形成细胞,减少毛囊阻塞,刺激胶原纤维和弹力纤维的增生和重排,显著改善皮肤的外观及屏障功能,甚至能使皮肤更有光泽。

光动力治疗痤疮安全、高效,但对于没有接受过该方法治疗的"痘友"来说,需了解到以下几个方面的知识:①部分患者在接受光动力治疗后可能出现"反应性痤疮",即一过性的痤疮加重现象,不必慌张,一般无须特殊处理可在一周左右自行缓解;②光动力治疗期间可局部冷敷,外用保湿剂以减轻面部红肿、促进皮肤屏障修复;③光动力治疗后注意避光防晒,尤其是 48 小时内外出时需涂抹防晒霜,戴遮阳帽,以免加重色素沉着。

随着光动力治疗方案的不断优化,光动力被越来越多的医生和患者接受,但仍需要明确一点:适合的才是最好的!光动力最适合以囊肿为主的重度痤疮,尤其是药物疗效欠佳、对药物不良反应恐惧、短期内有生育需求的重度痤疮患者。

"战痘"的青春,需要光动力保驾护航!

(王秀丽)

# 十二、"碎石之王"钬激光粉碎肾结石



　　小张是一名航空公司的飞行员，经常要往返于世界各地，是一名真正的"飞人"。最近1个月，他不仅被停飞了，而且饱受难以名状的痛苦。原来，1个多月前，因突发右腰部疼痛伴恶心、呕吐，到医院就诊，发现右肾有一颗约1.0厘米大小的结石。这个消息让小张吃惊不小。由于飞行员的职业特殊，对身体健康的要求非常严格。肾结石相当于体内的一颗"不定时炸弹"，随时会发生肾绞痛。一旦发生肾绞痛，不仅影响飞行员的驾驶能力，而且严重威胁机上乘客的安全。因此，小张被上级主管部门勒令暂时停飞，等肾结石治愈后才能继续飞行。小张到医院进一步检查后发现结石位于右肾下盏，约1.0厘米，而且CT显示结石质地坚硬。

　　处理小张这种肾结石，应用微创技术治疗有三种方法。

　　(1) 体外冲击波碎石术：无需麻醉，门诊即可进行。但小张的结石位于右肾下盏，且质地坚硬。如应用体外冲击波碎石术，不仅碎石效果差，需要多次重复进行，而且每次碎石间隔时间至少2周，总的治疗疗程时间长；由于结石位于下盏，即使结石震碎后也难以自行排出，很难在最短的时间内达到"彻底清除结石"的要求。因此，对小张不宜采用此项技术。

　　(2) 经皮肾镜联合钬激光碎石术：虽然碎石效率高，但因为要在体表皮肤到肾脏的结石部位之间建立一条通道，不可避免造成一定的创伤，且有出血、周围脏器损伤等并发症发生的风险，因此也不是最佳的治疗方法。

　　(3) 输尿管软镜联合钬激光碎石术：利用人体自然腔道，无需再做任何切口，是真正意义上的微创(甚至无创)手术，也是目前全世界治疗肾结石最先进的微创技术之一。通过输尿管软镜插入套石篮，将位于右肾下盏的结石"搬家(即移位)"至肾盂或者中盏等容易碎石的部位，再应用"碎石之王"——钬激光将结石彻底粉碎；对于较大的碎块，还可以术中通过套石篮将其——清除出体外，而且创伤小、恢复快、安全、可靠。因此，本技术是对小张来说最佳的治疗方法。

（吴　忠）

## —— 专家简介 ——

## 吴　忠

吴忠，主任医师，教授，博士研究生导师，复旦大学附属华山医院泌尿外科主任助理兼结石专业组组长。中华医学会泌尿外科学分会国际交流委员会副主任，中国光学会激光医学分会常务委员，中华医学会激光医学分会委员，中国医师协会内镜医师分会委员，中华医学会泌尿外科学分会结石学组委员，上海市医学会激光医学专科分会副主任委员。擅长泌尿系结石、泌尿生殖系统肿瘤、肾上腺肿瘤、前列腺增生症等的微创治疗。

# 十三、钬激光治疗前列腺增生，轻松"年轻"二十岁



老王今年 65 岁，退休在家，没事就和以前的同事喝茶、下棋、散步，生活过得不亦乐乎。但美中不足的是，这几年小便的事情成了老王心中的老大难，而且症状越来越重。刚刚去完厕所又想去，到了厕所又迟迟尿不出来；晚上刚刚睡着，就想上厕所，一晚上不停地往厕所跑。老王去医院检查后，医生给配了哈乐（盐酸坦索罗辛缓释胶囊）、保列治（非那雄胺片）等药物，吃了一段时间后，症状确实缓解不少，小便通畅多了，晚上也能睡个安稳觉了。可好景不长，最近老王感觉这小便又开始不痛快了，有好几个晚上因为尿不出来，憋得难受，半夜去医院插了导尿管；做 B 超检查，发现膀胱里还有不少残余尿。老王决定住院准备手术，经主刀医生评估后，建议老王做前列腺钬激光剜除术。

如果将前列腺比喻成一个洋葱的话，电切手术类似于一片一片将洋葱剥掉，而钬激光剜除术则是沿着最外面的膜，将洋葱整个剜掉，其主要适用于中等及大体积前列腺。术中应用钬激光的爆破和切割作用，切开并钝性分离前列腺腺体和包膜，将前列腺腺体从包膜内完整地剜除，再用组织粉碎器将组织粉碎并吸出体外。

钬激光剜除手术和传统的电切手术相比，优势明显。

（1）术中出血少，即使因为心脑血管疾病需长期服用抗凝药物的患者，也不用停药就可以安全接受钬激光前列腺剜除术，减少了停用抗凝药带来的相关风险。

（2）手术时间更短，无传统手术的电切综合征等并发症。

（3）前列腺组织切除更加彻底，因腺体增生再次手术的概率大大降低。

（4）术后导尿管保留时间和术后住院时间更短，节省了患者的费用。虽然拔除导尿管后，患者因前列腺切除彻底，可能出现短暂性的尿失禁，但通过锻炼及术后康复，一段时间后均可恢复。

（高小峰）

---

## — 专家简介 —

## 高小峰

高小峰，主任医师，教授，硕士研究生导师，海军军医大学附属长海医院泌尿外科副主任，中华医学会泌尿外科分会尿路结石学组委员，上海市医学会泌尿外科专科分会结石学组副组长，国际尿石症联盟委员。擅长泌尿系结石和前列腺增生的微创治疗。

# 十四、激光治疗为高风险膀胱癌患者带来新曙光



老张今年 86 岁，排尿时反复血尿，去医院检查发现有膀胱肿瘤。因为有重度心肺功能不全，不能耐受麻醉，所以无法进行常规的电切手术。然而反复血尿导致血红蛋白逐渐下降，其子女万分焦急。医生分析病情后，建议他采用局麻下激光治疗的方法。此法创伤小，恢复快，正适合老张的情况。

激光自 20 世纪 70 年代应用于腔内泌尿外科领域以来发展迅速，不同类型激光层出不穷。目前有钬激光、铥激光、绿激光、2 微米激光、红激光、龙激光等多种激光应用于浅表性膀胱肿瘤的治疗。

虽然有许多激光可以用于治疗膀胱肿瘤，但其治疗的方法主要有两种，一种是激光通过腔内器械直接照射在肿瘤表面使其汽化，如绿激光、红激光等，适合于较小的、某些地毯状生长的，或位于较难切除部位的肿瘤。另一种方法是切除，如铥激光、2 微米激光等，适合有明显瘤蒂、侧壁或三角区肿瘤，可以包括肌层组织整块切除。有些激光两种方法都可以适用，如钬激光等。

激光相比较于电切手术的优点有：①没有电流通过，安装心脏起搏器的患者也可耐受，切除侧壁肿瘤安全，无闭孔神经反射；②可在膀胱镜甚至输尿管镜下使用，适合无法置入电切镜的患者，年老危重患者可在局麻下进行，适合门诊或日间手术；③无碳化组织脱落过程，术后出血极少，创面愈合快，留置导尿时间短；④切除深度和范围容易控制；⑤激光光纤柔软，可结合软镜使用。

而激光治疗膀胱癌也有不足之处：①手术时间相对较长，尤其对于体积较大、多发肿瘤者；②激光光斑较小，止血时不如电切襻；③汽化时没有组织标本，整块切除是否能提供完整的组织标本仍存在争论。

现在有越来越多的文献表明激光治疗浅表性膀胱癌与传统的电切比较，近期和远期疗效相近，是一种可靠的治疗方法。而且激光治疗的围手术期并发症如膀胱穿孔、术后继发出血等的发生率低，手术安全性优于电切。对于高龄高危的膀胱癌患者，激光治疗更有优势；尤其适合门诊复查膀胱镜时发现小肿瘤者，可即刻手术，大大减轻了患者的痛苦。

（薄隽杰）

## —— 专家简介 ——

### 薄隽杰

薄隽杰，主任医师，博士研究生导师，上海交通大学医学院附属仁济医院泌尿外科行政副主任。擅长泌尿系肿瘤尤其是膀胱癌的微创、综合治疗，以及泌尿系结石的微创治疗。

# 十五、铥激光治疗前列腺肥大的优势

前列腺增生手术经过一百多年的发展，已有非常多的手术方法。特别是近几十年来各种经尿道手术方法的出现，更是极大地丰富了前列腺增生的手术方式，提高了手术治疗的效果。传统经典的外科手术方法有经尿道前列腺电切术（TURP）和开放性前列腺摘除术。目前 TURP 仍是治疗前列腺增生的"金标准"。

目前临床应用于前列腺增生手术的激光有多种，包括钬激光、绿激光、铥激光等。每种激光都有各自的物理学特性，具体特点各不相同，同样，适用的患者也不完全一致。激光手术治疗前列腺增生具有切割精准、出血少、恢复快、并发症少、安全性高的特点。

铥激光是一种新型的手术激光，经尿道铥激光剥橘式前列腺切除术（TmLRP-TT）为新近发展起来的前列腺手术方法，与 TURP 相比，TmLRP-TT 治疗前列腺增生切割精准、出血少、恢复快、并发症少、安全性高，大大提高前列腺手术的安全性和手术效率，真正做到微创。

铥激光前列腺剥橘式切除术（TmLRP-TT）的优点如下。

（1）手术可以完整地切除增生的前列腺组织至外科包膜，切割精准，手术效果好。

（2）止血效果好。TmLRP-TT 的安全性源自铥激光良好的止血特性，术中视野相当清晰，术中冲洗液澄清，整个手术过程出血极少。生理盐水（冲洗液）的应用，保障了手术安全性，无低钠血症发生，且术后多数患者无需膀胱冲洗。

（3）铥激光切割过程中具有相当的汽化效应，切下的组织瓣小，容易经尿道取出。

（4）不需要使用组织粉碎器，提高了手术效率，节省了手术时间和费用，避免了一些并发症的发生。

（5）术后留有标本可供组织学检查。

（6）手术安全性大大提高，与传统经尿道电切手术和开放手术的"浴血奋战"相比，几乎不出血，大大提高手术安全性，使众多不能接受手术的高危高龄患者有了手术机会。

　　激光手术治疗前列腺增生具有手术操作简便、手术时间短、术中及术后出血少、并发症少、无经尿道电切术易出现的 TURP 综合征等特点，手术适应证范围广，特别适合于合并有各种慢性疾病、安装有心脏起搏器而不适于开放手术和经尿道电切的患者。

（韩邦旻）

—— 专家简介 ——

## 韩邦旻

　　韩邦旻，主任医师，博士研究生导师，上海交通大学附属第一人民医院泌尿外科副主任。中国医师协会男科医师分会常务委员兼前列腺健康管理与咨询专家委员会秘书长，上海市医学会男科学专科分会委员。

# 十六、激光在耳鼻咽喉头颈外科中的妙用

激光又叫做镭射，是英文 laser 的音译。激光是指通过电激发某些元素，使之产生光，并将其放大形成激光。激光与普通的光线相比，激光几乎是平行的，散射性很小，所以激光有精确的方向性，通过放大又可以产生释放出集中的、较强光线的能量束。

激光在我们日常的生活中有着广泛地应用，作为一种新型的工具，在医学中也得到了迅猛地发展，并由之产生了一门新的学科——医用激光学。激光在耳鼻咽喉头颈外科得到了长足的发展，为广大的耳鼻咽喉头颈外科患者带来了福音。

医用激光在治疗的过程中会不会产生不良影响呢？有没有放射性？激光产生过程中，采用的激发源大多是惰性元素，所以不具有放射性危害。根据疾病治疗的不同需要，耳鼻咽喉科常用的激光治疗方法有：①光刀切割；②凝固、烧灼、汽化；③照射；④光敏疗法。

激光较常规治疗方法有着许多突出的优点：①出血少或不出血；②组织反应轻、患者痛苦少、康复快；③感染率低；④肿瘤扩散转移少；⑤患者乐于接受；⑥激光与光导纤维结合更便于耳鼻喉腔洞内疾病的治疗。

当然并不是说激光治疗毫无危害，所以激光治疗的过程中需要注意几个问题：①熟悉各种波长激光的性能；②掌握激光的剂量；③安全防护，主要是指强光对医生及患者眼睛的保护，还有尽量避免吸入在治疗过程中产生的废气。

激光在耳科的应用：①激光照射，如治疗外耳道湿疹、皮炎、急性外耳道炎、外耳道疖、带状疱疹、耳廓浆液性软骨膜炎、耳廓化脓性软骨膜炎、卡他性中耳炎、渗出性中耳炎、化脓性中耳炎、手术伤口感染及伤口不愈合、放疗反应。②激光穴位照射，如治疗耳聋耳鸣、贝尔氏面瘫、内耳性眩晕等。③激光手术，如治疗耳廓内耳道黑痣、黑色素瘤、乳头状瘤、耵聍腺瘤、血管瘤、耳廓及耳周基底细胞癌、鳞癌等。

激光在鼻科的应用：①激光照射，如治疗鼻前庭疖、单纯性疱疹、过敏性鼻炎、萎缩性鼻炎、嗅觉失常、鼻部外伤、伤口不愈合、鼻中隔糜烂出血。②激光手术，如治疗外鼻及鼻前庭痣或疣等赘生物、鼻部血管瘤、鼻腔血管瘤、鼻腔内翻性

乳头状瘤、慢性鼻炎鼻窦炎、下鼻甲肥大或中鼻甲肥大、上颌窦病变(炎症、坏死、囊肿、血管瘤、恶性肿瘤)、鼻息肉、鼻腔粘连、鼻孔闭锁、鼻腔及鼻窦癌肿。

　　激光在口腔咽喉科的应用：①激光手术，如治疗慢性扁桃体炎、慢性咽炎淋巴滤泡增生、舌根淋巴组织增生、口腔咽喉部血管瘤、口腔咽喉部囊肿、乳头状瘤、口腔咽喉部恶性肿瘤、鼻咽癌等。②激光照射，如治疗口腔咽喉部溃疡、急慢性咽炎、急慢性喉炎、声带小结、声带息肉样肥厚、环杓关节炎、全喉切除术后颈部伤口感染或咽瘘等。

（仇荣星）

—— 专家简介 ——

# 仇荣星

　　仇荣星，复旦大学附属眼耳鼻喉科医院主任医师，教授。上海市医学会激光医学专科分会前任主任委员。长期从事耳鼻咽喉各类疾病的诊治，以及激光微创特色治疗。擅长耳鼻咽喉各类常见疾病的诊治，尤其是鼻出血、过敏性鼻炎、血管瘤、眼睑肿物、舌系带过短，耳鼻咽喉、五官头面部肿物的手术和激光治疗，以及面部色素斑、痣等面部微整形。

# 十七、安全、微创的功能性手术代名词——激光

激光听起来很高大上，尤其是在一些电影里的激光武器，让人感觉激光很厉害，破坏力杀伤力极强。所以大部分人一谈到激光，就下意识地有一种又爱又怕的感觉。其实除了武器，激光在我们的日常生活中应用很是广泛，比如光盘的识别、讲课时用的激光笔、激光打印机等等。

激光在临床大部分的科室中都有着良好的应用，而且也取得了非常大的进展。激光在我国医学领域的应用已经走过近半个世纪，早在 20 世纪 70 年代初，在耳鼻咽喉头颈外科中就开始了应用。原上海医科大学附属眼耳鼻喉科医院（现复旦大学附属眼耳鼻喉科医院）耳鼻喉科刘德民教授在我国率先将激光应用于耳鼻咽喉临床，开展了对鼻腔、鼻窦、头面部浅表肿瘤、咽喉疾病的激光治疗和手术，成为我国医用激光的开拓者，开创了医用激光手术的先河。

笔者接触激光在耳鼻咽喉手术的应用已四十余年，在自行开展激光手术近二十年的过程中，深深体会到，激光在耳鼻咽喉手术中已经成为安全、微创、功能性手术的代名词，得到了广泛应用。激光早已经替代了许多疾病的传统治疗和手术方式，并且在手术中基本能做到少出血甚至不出血，手术安全性高，术中及术后反应轻，最大可能保留器官功能。

例如在咽喉科，早期喉癌激光手术已经完全代替了传统的喉裂开术及部分喉切除术，做到了无切口、无需气管切开、基本上不出血，肿瘤切除彻底，术后呼吸、发音功能良好，极大减轻手术后的痛苦；而且住院时间大大缩短，术后第 2 天就可以出院，也减少了很多治疗费用，减轻了患者负担。另外，咽喉部大的血管瘤，以前无有效的治疗方法，现在做激光手术能做到出血少，基本完全切除肿瘤。

现在激光已经在耳鼻咽喉疾病（如鼻出血、鼻腔血管瘤、鼻息肉、鼻乳头状瘤、会厌囊肿、喉乳头状瘤）、扁桃体手术、鼾症手术、内耳开窗镫骨切除手术等治疗中成为常规手术方法。

随着激光技术的不断更新、设备的不断革新，手术的适应范围必将进一步扩大。激光仪器也从以前的笨重、体积巨大，逐步变得越来越精巧，使用方便。激光的类型也越来越丰富，激光手术也必将不断普及，激光在耳鼻咽喉手术中应用

将有一个新的高度，必将更加微创、更加有效，器官的功能保留也将更完整，激光在医学中的应用将更好地造福于人类健康。

（徐林根）



## ── 专家简介 ──

## 徐林根

徐林根，硕士研究生导师，教授，主任医师，复旦大学附属金山医院耳鼻咽喉头颈外科主任。上海市医学会激光医学专科分会耳鼻喉科学科组组长，上海市中西医结合学会耳鼻咽喉头颈外科分会委员。擅长耳鼻咽喉头颈外科肿瘤手术和修复，耳、喉显微外科手术，鼻内镜各类手术，以及各种专科疑难杂症的诊治。

# 十八、癌前病变不可怕，激光治疗可控制



55岁的许阿姨最近遇到了口腔"难题"：7个月前发现舌背出现白色斑块，有粗糙感，无疼痛；1个月前发白处开始起疱，感疼痛。她整日拿着镜子观察舌头情况，忧心忡忡，夜不能寐，担心自己是不是嘴里生癌了。许阿姨来到一家三甲医院的口腔科就诊，经临床及组织病理诊断为癌前病变——口腔白斑。许阿姨向医生咨询口腔白斑这类癌前病变除了常规手术和药物治疗，有无新的有效治疗方式。医生了解许阿姨的诉求并仔细检查之后，介绍了口腔黏膜癌前病变的新治疗技术——激光治疗术。

### 低能量激光照射治疗

对于属癌前病变的白斑和扁平苔藓等浅表的口腔慢性病损，采用低能量激光照射治疗，不仅使病变组织产生凝固坏死脱落，封闭血管和淋巴管，使术野清晰无血，而且当病变区有恶变时，激光照射对癌细胞有选择性杀伤作用，同时封闭血管及淋巴管，减少癌细胞的转移。低能量激光照射还可提高机体免疫功能，改善局部血液及淋巴循环，具有消炎作用；激光照射有促进组织再生作用，加速创面的修复及愈合；低能量激光手术因其非接触式操作、激光对于组织的选择性和对深层组织无损伤的特点，减少了对正常组织的损伤，创面恢复好；且可结合局部药物使用促进病损区的愈合，减轻疼痛症状。

### 癌前病变激光切除术

对于高危口腔黏膜癌前病变，可采用激光切除术精确、完整切除病变组织，切断癌症发生的可能性；同时对切割处毛细血管凝固止血，减少术中出血、术野

清晰、缩短手术时间、减少术后感染及抗生素的应用。创面无需缝合，创面愈合快，并有效防止口腔黏膜癌前病变复发。

现今口腔白斑及口腔扁平苔藓等口腔癌前病变，只要通过正确的治疗均能得到有效控制，不需太过紧张。但因其具有癌变的风险，当发生糜烂及异常增生时，需要及时就诊，进行治疗干预。对糜烂面采用低能量激光照射，使局部血循环加速，充血水肿消退，细胞代谢增加，促使糜烂面的愈合，同时建议合理选择药物治疗一段时间。按时随访，对长期不愈合的口腔白斑行激光切除术。

（孙红英）

## —— 专家简介 ——

### 孙红英

孙红英，主任医师，教授，博士研究生导师，复旦大学附属华山医院口腔科副主任。中华口腔医学会口腔激光医学专业委员会委员，中国光学学会委员，上海市医学会激光医学专科分会口腔激光学组组长，上海口腔医学会口腔黏膜病专业委员会副主任委员。长期从事口腔疾病和激光的临床和基础研究。

# 十九、美丽笑容重新绽放



小天使的降临，无疑是一个家庭最大的幸福，更是十月怀胎、辛苦孕育新生命后宝妈美丽笑容的开始。但是，宝妈李女士最近越来越不敢"笑"，新旧烦恼的叠加让她"难以启齿"。

李女士原本牙齿比常人发黄，而且颜色不均，特别是门牙的情况尤为严重，这让成为宝妈之前的李女士就已常常笑不露齿。而怀孕后的她又患上了妊娠期牙龈炎，牙龈肿胀明显、刷牙及进食时均易出血。分娩后牙龈出血虽好转但牙龈增生严重影响美观，这让她更加愁眉不展。

于是她来到一家三甲医院的口腔科求治，医生在完善口腔检查后，根据李女士的诉求，提供了以激光治疗为主的治疗方案。激光治疗美白牙齿和修整牙龈，具有精确、微创、低痛甚至无痛的特点。

## 激光美白牙齿

牙齿色泽的改变主要分为外源性和内源性，外源性主要是由于咖啡、茶、烟草、香烟、酒等有色物质摄入；内源性主要是一些药物和氟化物导致的，如氟斑牙、四环素牙。

激光治疗是利用激光的光、热效应催化漂白剂，从而达到高效、快速的美白效果。相对于传统美白方法，激光治疗效果更强，可选择性的除去深层次色素、对牙周组织无损伤、术后牙齿过敏反应少。

## 激光牙龈切除术及牙龈成形术

慢性龈炎、青春期龈炎、药物性龈炎以及妊娠期龈炎均可造成不同程度的牙龈增生，多表现为牙龈乳头圆钝，呈球状，颜色可为鲜红色、暗红色或粉红色，影响美观。

这些情况可以通过激光对牙龈甚至牙槽骨进行修整，恢复牙龈正常生理形态。相对于传统的手术治疗，激光具有术中出血少、止血快、无痛、手术时间短、术后反应小、愈合快等优点。

### 激光改善牙龈颜色

日常生活中，很多人为各种原因造成的黑色素沉着斑点而苦恼，尤其发生在容易聚集的嘴唇和牙龈时更让人在意。激光治疗可祛除黑色素，在不破坏正常组织细胞的前提下，对色素细胞进行破坏分解，最大限度地减少对深部组织的损伤、减少瘢痕形成。

（孙红英）

# CHAPTER TWO

# 问名医

# 眼｜科｜篇

## 1. 做了近视激光手术，近视就根治了吗

做了近视激光手术，只是近视屈光度数没有了，但是眼球的结构没有改变。近视眼是因为平行光通过完全放松的眼球屈光系统折射后，光线焦点落在视网膜前，因为近视眼患者的眼球前后径长度比正常人要长，所以焦点不能落在视网膜上，就形成模糊的像。我们所有的屈光矫正手术只是通过改变角膜的形态，让光线重新聚焦在视网膜上，并不改变眼球其他结构，所以本质上近视眼并没有根治，只是不再需要戴眼镜而已。因此需要提醒所有做过近视激光手术的患者，术后仍要注意用眼保护，避免近视度数再度加深。举个例子：高血压、糖尿病的患者，通过治疗后，血压、血糖控制好了，但仍是高血压、糖尿病的患者，本质并没有改变。

（周行涛）

## 2. 为什么很多近视的眼科医生自己都没有接受激光手术

近视激光手术是一个选择性手术，需要符合两个必要条件才能做手术。第一个必要条件是患者本人因为某些原因想要做手术，比如当兵、考公务员、改变形象等等，只要有摘镜的愿望都可以，这个由患者本人决定。第二个必要条件是经过严格的术前筛查，评估是否符合手术条件，这个由医生决定。很多眼科医生及护士，因为充分了解近视激光手术，在本人有脱镜的需求以及眼睛本身符合手术条件的双重条件下，选择了近视激光手术。医院里很多不戴眼镜的医生护士，除了本身不近视，很多人其实已经做了近视激光手术，只是大家不知道而已。大家看到的，只是"戴眼镜"的医护人员，其实医护人员做近视激光手术的比例，比非医护人员的比例要高很多。很多时候近视的眼科医生自己不做手术，有自己的原因，但并不是大家担心的手术不安全。我们很多的医生还亲手给自己的家人和亲戚朋友做手术，充分说明医生是认可这种手术的。

（周行涛）

## 3. 近视激光手术安全吗

客观地说,近视激光手术的安全性是很高的。国内外开展激光矫治近视眼手术已有 20 余年的历史了,目前世界上已有亿万近视患者通过激光角膜屈光手术达到了脱镜目的,并获得了良好的裸眼视力。近视激光手术从 PRK(准分子激光角膜切削术)到 LASIK(准分子激光原位角膜磨镶术),再到全激光(飞秒激光联合准分子激光),乃至全飞秒技术,从疼痛数天到基本无痛,从刀切割到全激光,从微创到微小切口,从单纯脱镜到更好的视觉质量,近视激光手术术式不断优化、技术不断进步,其安全性已经发生了质的飞跃,多年的临床实践充分证明了这一点。

近视激光手术只在人眼睛最外层的角膜上做手术,不涉及眼睛的内部,不会对眼睛其他结构造成影响。准分子激光所产生的是波长为 193 纳米的波长很短的紫外光,它与生物组织发生的是光化学效应而不是热效应,因此,对激光作用点周围的组织不产生热损伤。

### 特别提醒

当然任何手术都有风险,近视激光手术也不能完全避免并发症。最常见的并发症就是干眼,部分人可能出现眩光,大多为暂时性的,随时间推移而逐渐减轻好转。

术前眼部全面的检查,良好的手术设备,手术者熟练的操作和丰富的经验,还有患者良好的配合,是手术高安全性的基础,因此选择正规的医疗机构和有经验的医生非常重要。

(张建华)

### —— 专家简介 ——

#### 张建华

张建华,教授,主任医师,研究生导师,海军军医大学附属长海医院眼屈光外科中心主任。擅长个性化准分子激光及飞秒激光角膜屈光手术、青少年近视防治、小儿屈光不正及弱视的诊治以及医学验光。

## 4. 散光能通过激光手术矫正吗

散光的原因有先天发育性的、后天长期用眼习惯不良(如经常眯眼、揉眼、躺着看书、侧卧或俯卧睡觉压迫眼睛等)、病变所致(如翼状胬肉)、另外一些眼科手术(如白内障及角膜手术)也可能导致散光。散光多数来源于角膜，是由于角膜两条相垂直的子午线弯曲度不同，导致光线经过眼屈光间质成像在视网膜前后形成焦线而不是焦点，故散光患者看东西模糊不清并有重影。

准分子激光每一个激光脉冲切削 0.25 纳米厚度的角膜组织，可精确重塑角膜形状，使角膜各子午线曲率一致，从而使得入眼光线在视网膜上形成焦点，获得清晰视力。

矫正散光定位轴向非常重要，框架眼镜矫正散光在验配环节出现任何误差都可导致视力矫正欠佳、头晕、重影等不适症状，相比之下激光矫正散光更加准确，如同把隐形眼镜刻在了角膜上。波前引导的个性化准分子激光手术的虹膜定位功能使得矫正散光更加精准，患者术后往往能获得较术前更好的视力和视觉质量。近视往往合并散光，因此近视激光手术同时要矫正散光。

（张建华）

## 5. 未满 18 周岁能做近视激光手术吗

关于这个问题，首先需要了解一下做近视激光手术为何需要有年龄的限制。近视激光手术需要对一个稳定的近视度数进行屈光矫正，这样术后的视力才是稳定的。如果近视度数在不断增加，那么手术时的近视度数虽然矫正了，但是术后由于近视度数继续增加而出现的度数就会影响术后的视力。这就是做过近视手术以后，还会出现近视的原因。

多数近视眼是由于在青少年时期随着生长发育和用眼程度的不断增加，导致近视的出现，并且近视度数多数随着年龄的增加而有上升的趋势，一般在 10～15 岁增加比较明显，以后逐渐趋于稳定，到了 18 岁左右基本稳定。一般在初高中阶段学习任务较重，高中毕业以后，用眼程度相对减轻。此外，由于许多需要做近视激光手术的患者往往有择业的需求，而高中毕业需要对将来的职业进行选择，因此我们一般建议在 18 周岁以后进行近视激光手术。

对于近视度数稳定程度的判断，还可以参考近视度数稳定的时间，如果近视度数在两年内没有明显的变化，就说明近视是稳定状态。有的近视眼患者急需要考军校、飞机空乘、警官学校等等，年龄差半年没有到 18 周岁，在这种情况下，也不是不能做近视激光手术。只是需要患者了解，激光手术后近视度数有增加的可能，如果能理解并接受这一点，那么还是可以做的。

（陶　晨）

## 6. 高度近视能做激光手术吗

高度近视是指近视度数高于－6.00D(即 600 度)。由于高度近视的特殊性,如近视度数逐渐增加,往往容易伴发眼底病变,如视网膜脱离、近视性视网膜病变、眼底出血等,因此许多患者对高度近视心存恐惧。同时由于高度近视患者需要配戴厚厚的近视镜,不但外观难看,而且给生活带来很大不便,因此有许多患者都有脱镜的需求。

高度近视能否做激光手术,这需要从几方面来考虑。首先是近视激光手术的范围,以往近视激光手术的范围一般在－12.00D 以内,由于现在有了人工晶体植入手术(ICL)以后,一般激光手术的范围可以下调到－10.00D 以下,因此高度近视一般在－6.00D 到－10.00D 之间也可以进行激光手术。其次需要考虑角膜的厚度,因为激光手术是通过角膜的切削来矫正近视度数,如果角膜厚度不够,达不到切削的要求,即使是在激光手术范围内的近视度数,也不能手术。因为如果过多地切削角膜组织,容易造成圆锥角膜的出现。最后,一般高度近视的近视度数不稳定,有进展的趋势,往往伴有眼底病变,如视网膜裂孔、眼底黄斑病变等,需要经过治疗后才能进行激光手术。总之,高度近视能否进行激光手术,不仅需要全面衡量近视度数、角膜厚度和眼底情况,同时也要患者对手术有合理的认知。

(陶　晨)

## 7. 长期佩戴隐形眼镜能进行激光手术吗

在医学上,隐形眼镜被称为角膜接触镜,它是按照角膜的形态,用透明或染色的材料制造的镜片,直接覆盖在角膜上,以达到矫正视力、美容或治疗的目的。近视眼佩戴隐形眼镜可克服框架镜片缩小影像和棱镜效应等光学上的缺点,为配戴者带来更广阔更舒适的视野。但即使隐形眼镜镜片的质量再好、透氧性再高,也会影响氧气的吸收,长期佩戴隐形眼镜可导致巨乳头状结膜炎、浅层点状角膜炎、角膜内皮变化、干眼症等并发症。

角膜接触镜有软性和硬性之分,硬性角膜接触镜又分为日戴型硬性角膜接触镜(RGP)和夜戴型角膜塑形镜(OK),不同类型的角膜接触镜对角膜组织的影响程度不同。停戴隐形眼镜是目前国内进行近视激光手术前必须遵守的科学程序之一。进行近视激光手术之前需进行详细的屈光综合检查，检查前需要停戴隐形眼镜，使角膜充分恢复原有形态，使眼表达到健康状态，以免对术前屈光度检查造成影响，从而影响手术矫正的精确性。目前临床实践经验认为，根据镜片的种类以及配戴习惯和时间，软性隐形眼镜至少停戴 2 周以上，而硬性隐形眼镜（角膜塑形镜或 RGP）则至少停戴 3 个月以上，至角膜恢复原有形态，检查结果稳定后方可进行手术。

（邹　俊）

## 8. 做了近视激光手术，年老后得了白内障怎么办

人眼就像一台照相机，角膜、晶状体相当于照相机的镜头，将光线汇聚到眼内。随着近视激光手术的日益更新，越来越多的成年近视人群选择飞秒激光或准分子激光手术以达到脱镜的目的。随着这些患者进入老年时代，晶状体发生混浊形成白内障，老年性白内障将成为再次影响视力的重要原因。手术治疗白内障是最好的恢复视力的方法，目前，白内障超声乳化术及人工晶体植入术发展得非常完善，其手术切口小于 3 毫米，不仅可缩短术后复原时间，更能减少组织伤害，降低术后散光和其他并发症的概率。

那么，做了近视激光手术会干扰人工晶体的精准计算吗？如今，诸如先进的 IOL-Master(光学生物测量仪)等非接触人工晶状体生物测量仪可以精确测量角膜屈光手术后患者的角膜曲率值、眼轴长度及前房深度。该系统不仅有了更先进的人工晶体计算公式，更是开发了针对近视激光术后患者的人工晶状体计算软件，患者可能在屈光手术前并没有留下完整的角膜曲率、眼球轴长等数据，或者数据已经丢失，此时 IOL-Maser 仍然可以准确地计算出角膜屈光手术后需要植入的人工晶状体度数。

由此可见，选择近视激光手术的近视人群完全不必担心进入老年后的白内障手术。

（邹　俊）

## 9. 可以利用哺乳期做近视激光手术吗

很多年轻妈妈想利用休哺乳假的时间做一下近视激光手术，免去框架眼镜带来的诸多不便。哺乳期能不能做手术，实际需要根据不同的情况来区别对待，

最重要的一点是，哺乳期妈妈的屈光度有没有发生变化。因为哺乳期妈妈的身体情况会有较大变化，包括屈光度等生理指标都可能发生明显波动。如果屈光度数不稳定，那么这个时候是不合适做近视激光手术的；如果能确定在围产期和哺乳期的屈光度一直都很稳定，进行相关专业检查后，手术也是可以进行的。

（周激波）

## 10. 近视激光手术后度数加深，还能二次手术吗

近视激光手术，相当于用激光把眼镜雕刻在角膜基质上。角膜组织是没有血管的相对稳定的组织，所以形状一般不会发生太大变化，手术效果也基本稳定，度数一般不会反弹。在不同的近视激光手术中，手术后屈光度稳定性最好的是层间手术（全激光 LASIK 和全飞秒 SMILE），其次是表层手术，这是因为表层手术的角膜基质容易受到眼表环境的影响。

手术以后如果又出现了近视，有 2 种可能：①自身的近视度数又加深了。有些患者手术后不注意保护，过度用眼导致近视加深；即使保护得很好，随着年龄增长，晶状体硬化也可能导致近视度数加深。②出现了其他眼表和角膜疾病，如干眼症、圆锥角膜等，干眼症导致的近视较为多见，但一般近视程度比较低，药物治疗后能缓解；术后圆锥角膜非常少见，出现近视多伴有不规则散光。

出现近视后能不能再做近视激光手术，要看手术前的近视度数、手术后角膜基质床的厚度和角膜形状来判断。如果术前近视度数比较低、术后角膜形态正常而且角膜基质床厚度足够，可以再次进行近视激光手术；相反，如果术前近视度数比较高，第一次手术已经消融了很多角膜组织，手术后形态不是很正常或者角膜已经比较薄，那么则不适合再次进行手术了。

（周激波）

## 11. 高度近视应该选择飞秒激光还是人工晶体 ICL 植入术

目前矫正近视的手术方式主要有两大类：第一类是"减法"手术，就是通过飞秒激光或者准分子激光等，切削角膜组织，相当于把人的角膜"雕刻"成一副眼镜；第二类手术是"加法"手术，目前开展的人工晶体 ICL 植入术，原理是把一个

很薄的"眼镜片"放到眼睛里去。

对于轻中度近视，这两类手术的安全性和术后效果都是很好的。但对于高度近视来说，一般是选择人工晶体 ICL 植入术更好。从手术安全性的角度来看，选择飞秒激光类手术的话，度数越高，需要切削的角膜组织就会越多，而手术必须保留足够的角膜厚度才能保证安全。因此，近视度数很高的话，一般不建议做飞秒激光手术。即使在角膜厚度很厚的情况下，飞秒激光手术建议矫正的近视度数最高在 1 000 度，如果角膜不太厚，矫正范围还要缩小一些。而人工晶体 ICL 植入术，不受角膜厚度的影响，植入镜片最高可矫正 1 800 度的近视。

从手术效果来看，高度近视做飞秒激光手术的时候，手术设计的光学区直径会小一些，相当于我们戴了一副直径比较小的眼镜片，而眼内晶体 ICL 的光学区直径会大一些，手术后的视觉质量会更好一些，视觉感受上会更加清晰、更加舒适。

（李海燕）

# 12. 50 岁高度近视者可以做飞秒激光手术吗

一般来说，适合做矫正近视的飞秒激光手术的年龄是 18～55 周岁，所以 50 岁左右的近视朋友，还是可以通过飞秒激光手术来矫正近视的。但 50 岁左右做飞秒激光手术，需要考虑一个问题，就是老视，也就是我们常说的老花眼。

如果本身近视度数很低，比如只有 200 度，在 50 岁的年龄，通常不建议做飞秒激光手术。如果本身属于高度近视，角膜条件也符合手术要求，是可以做飞秒激光手术的。但在手术设计的时候，可以考虑保留一部分近视度数。具体保留多少近视度数，不仅仅要考虑年龄因素，也要考虑每个人具体的用眼需求。如果平时以看远为主，经常开车，可以考虑不保留或者保留很低的近视度数，比如 50 度左右。如果平时以看近为主，经常长时间看电脑或者手机，则建议保留高一些近视度数，比如 200 度左右。另外，还要考虑两只眼睛保留的近视度数有一些差别，人的眼睛本身就有一个分工，一只眼睛以看远为主的，称为"主视眼"，另一只眼睛以看近为主的，称为"非主视眼"。手术设计时，可以对主视眼不保留或保留较低的近视度数，非主视眼保留的近视度数稍高一点，这样的手术设计称为"单眼视"，可以尽量利用双眼的分工，看远和看近时都不再需要配戴眼镜。

（张　静）

## 张　静

张静，上海交通大学医学院附属第九人民医院眼科副主任医师，上海市医学会激光医学专科分会委员。擅长飞秒激光联合准分子激光治疗各种屈光不正，超高度近视的 ICL/TICL 植入术以及超声乳化治疗各种复杂白内障手术。

# 13. 做近视激光手术后影响夜间开车吗

做近视激光手术后，少数患者可能会出现夜间视力下降的情况，此种情况因人而异，一般有两方面的原因，一方面与患者术前的屈光度数以及暗环境下瞳孔的大小有关；另一方面，不同的激光技术也会对术后夜间视觉质量有一定影响。高度近视的人群出现这种情况的概率相对较高。夜间暗环境下人的瞳孔会不同程度地放大，当瞳孔的直径超出切削直径时，进入瞳孔的光线在角膜切削区发生折射，就可能发生所谓的夜间"眩光"，看灯光周围有光晕，夜间视觉质量下降。另外术中激光偏中心切削、角膜切削面不平滑、切削直径太小、切削太深等多种因素均可引起术后高阶像差增加，视觉质量下降，但这多数发生在激光术后早期，随着时间的推移，会逐步改善。

目前的激光设备不断更新换代，技术不断改革创新，随着飞点扫描、眼球跟踪和波前像差等尖端技术的运用，根据术前不同的检查结果，采取个性化的手术方案，能最大限度减少术后高阶像差，改善术后视觉质量，许多情况下个性化的激光手术，反而能够提高患者术后夜间驾驶视力。因此，联合先进的飞秒制瓣技术、波前像差引导、眼球跟踪及准确的定中心，个性化的角膜激光手术能达到或超过术前的最佳矫正视力，想摆脱眼镜的人群完全可以放心无忧地选择激光治疗近视。

（张　静）

# 14. 做近视激光手术后可以潜水或打球吗

做近视激光手术后是可以潜水和打球的。许多体育运动爱好者，正是因为戴框架眼镜运动不方便，才选择近视激光手术，这也正是它的优势所在。但一般术后一个月之内是禁止游泳及潜水的，在此期间角膜瓣伤口未完全愈合，角膜屏障功能下降,眼睛遇不洁水很容易感染,一旦发生感染,对于术后视力的恢复将造成很大的影响。同样,术后早期也禁止篮球、足球等对抗性的运动,一旦发生意外碰撞,术后早期容易发生角膜瓣移位或角膜瓣皱褶。即使角膜瓣能够顺利复位,术后角膜上皮植入及角膜瓣微皱褶等潜在风险仍然存在,伤后难以预料的生物力学反应或愈合反应都可能对视觉质量造成影响,所以为了防患于未然,术后早期禁止这些运动。

当经过一段时间的恢复后,眼部无任何不适感,视网膜也无严重病理改变时,便可以进行潜水活动。水下会产生压力,约 10 米会增加 1 个大气压,一般来说,浮潜对眼压的影响基本可以忽略不计。如果使用水肺潜水(携带专业潜水装备和专门的浮力调节装置),则潜水深度不要太深,并尽量配戴潜水镜,这样既可以避免角膜直接接触水,防止水对眼睛的直接刺激,又可以看得更清楚。同样,参加对抗性运动时,建议配戴防护眼镜,避免眼部直接受到意外撞击。

(张　静)

## 15. 角膜较薄的高度近视能做近视激光手术吗

一般我们称近视度数大于 600 度为高度近视,伴随高度近视的往往是像"厚瓶底"一样的眼镜片,给人们日常学习生活带来了诸多不便。很多朋友长期受框架眼镜或者隐形眼镜的不适的困扰,迫切地想要通过近视激光手术摘掉眼镜。但高度近视常伴有角膜比较薄的情况,这种情况能做近视激光手术吗?

近视激光手术是通过特殊的冷激光,对人眼角膜组织进行精确汽化,达到"切削"和"雕琢"角膜的目的,使角膜形状发生改变,近视和散光度数得以去除。在这个过程中,角膜的厚度是减少的。根据角膜厚度和近视度数,如果选择激光手术,必然有"残留度数",这意味着,手术后还要配戴眼镜,同时还可能出现术后视觉质量不佳的风险。如果为了完全去掉近视度数,将角膜组织切削过度,那角膜乃至整个眼球的安全性就会受到威胁,这在实际操作中是不允许的。

那么薄角膜的高度近视朋友就没有摘掉眼镜的办法了吗? 实际上,近视激光手术只是解决近视方法中的一种,根据眼睛的情况我们还可以选择眼内的屈光晶体手术。所以高度近视是否适合做手术,适合做哪种手术,要通过完善的眼部检查以后才能确定。

(李珊珊)

### 李珊珊

李珊珊，上海市眼病防治中心副主任医师，中华医学会眼科学分会屈光手术及视觉科学学组组员，上海市医学会激光医学专科分会委员。擅长飞秒激光、准分子激光手术和疑难弱视、斜视、屈光不正的综合治疗。

## 16. 近视激光手术会导致视网膜脱离吗

越来越多的近视朋友希望通过激光手术来摘掉眼镜，但是类似"我听说有人做完没几年就视网膜脱离，看不见了"的声音也让大家困惑不已。近视激光手术真的会导致视网膜脱离吗？

近视的眼球，尤其是高于 600 度的高度近视，其眼轴是拉长的，视网膜易有变性区。有些不稳定的变性区如果没有及时发现和治疗会进一步发展成裂孔，可能视力暂时不受影响，但是需要用眼底激光将这个区域"围起来"，"焊接"视网膜与眼球壁。若处理不及时很容易发生视网膜脱离，若发生视网膜脱离基本上只能通过手术复位，且视力损伤会很大。

近视激光手术所用激光属冷激光，无热效应，能以"照射"方式对人眼角膜组织进行精确汽化，达到"切削"和"雕琢"角膜的目的，而不损伤周围组织和其他器官。手术前要进行全面的检查，散瞳检查眼底就是其中很重要的一项。轻度、早期的变性区不需处理，可以随时进行激光手术，但术后需复查眼底情况；严重的变性区或已经出现裂孔需进行眼底激光治疗时，如果发现已有局部的视网膜脱离，则可能需进行视网膜手术。

由此可见，视网膜脱离的原因在于近视眼本身有视网膜变性区或裂孔，而非近视激光手术所导致，术前充分检查眼底并积极治疗，可以有效避免术后视网膜脱离的发生。

（李珊珊）

## 17. 激光治疗眼周细纹的优势

眼周的细纹，除了通过注射肉毒毒素改善外，还可以通过激光美容的方法进行治疗。年龄增长、紫外线照射均可以降低皮肤正常的胶原蛋白水平而以异常的弹性纤维替代，使皮肤弹性消失，皱纹形成。剥脱性及非剥脱性的点阵激光均可促进面部健康的胶原蛋白再生重构，有效改善眼周的细纹，治疗后皮肤表面能够快速修复，改善时间较长，不存在肉毒毒素治疗后可能出现的面部表情僵硬等不良反应，是理想的眼周祛皱的治疗方法之一。其中非剥脱性点阵激光的优势在于不形成皮肤结痂，恢复时间短，安全性好。而剥脱性点阵激光会形成结痂，但穿透深，治疗效果更快速更显著。治疗效果与选择的治疗参数密切相关，需要由专业的医师进行治疗操作。治疗前医生会在治疗区域涂抹麻药，并给予眼部的保护，一般非剥脱性点阵激光需间隔 1 月，剥脱性点阵激光需间隔 3 个月，需进行 3 次或 3 次以上的治疗。每次治疗前后 1 月，患者均需要注意防晒，以免出现色素沉着，但出现色素沉着的患者多数能够自行消退。此外患者在治疗后也需要注意皮肤的护理，帮助皮肤表面更快修复。

（龚　岚）

## 18. 白内障手术后复发怎么办

经常听到有人问：白内障手术后会不会复发？其实这种顾虑是多余的。目前的白内障手术能很好地摘除混浊的晶状体，顺利解决白内障的问题。但是由于白内障术后残存的少量前囊下晶状体上皮细胞再生，加上手术反应及炎症反应，有些人术后一段时间，会在晶状体后囊膜形成一层不透明的纤维机化膜，从而影响视力，医学上称为后发性白内障，简称后发障。

目前治疗后发性白内障最安全、有效的方法是 YAG 激光后囊膜切开术，即利用 YAG 激光的高能量，在瞳孔中央区将后发障中央打出一个透明区域，患者视力便会立即改善，这种方法安全可靠，操作方便，患者无痛苦，视力恢复"立竿见影"。后发障除激光治疗外，还有后囊切开术，因其并发症多、创伤大、费用贵，仅适用于不能配合激光治疗者，如儿童或机化膜坚硬者等。

（马晓晔）

── 专家简介 ──

**马晓晔**

马晓晔，海军军医大学附属长征医院眼科副主任医师，副教授，硕士生导师。上海市医学会眼科专科分会青年委员。擅长飞秒激光治疗屈光不正、青少年近视的防治、小儿斜弱视的诊治、甲状腺相关眼病的诊治等。

## 19. 光动力治疗"中浆"有效果吗

"中浆"是中心性浆液性脉络膜视网膜病变的简称，是临床常见眼病之一。由于多数"中浆"患者发病后 4～6 个月可自行好转，视力多可恢复正常，所以"中浆"被认为是一种自限性疾病。但有部分患者视物变形、对比敏感度下降、色觉异常等视功能改变可持续存在。少数患者病程持续 6 个月以上，病变长期迁延不愈，甚至可导致永久视力丧失。

对于"中浆"的治疗，也随着对病变的不断认识而改变。以往常采用口服药物或观察等保守治疗方式，虽然部分"中浆"患者一定时间内可自行好转，但较长的病程仍将产生不可逆的视功能损伤，所以越来越多的专家认为"中浆"需要更加积极的治疗。近年来出现的光动力疗法（PDT），作用于脉络膜毛细血管网并造成栓塞，从而阻止了由于脉络膜毛细血管通透性增加导致的渗漏，成功率相对较高，且能缩短病程时间，并可治疗黄斑中心凹处渗漏病灶。与以往的药物和激光光凝治疗相比，降低光敏剂剂量的 PDT 治疗"中浆"安全、有效，值得进一步探索和推广。

（沈　炜）

## 20. 激光可以治疗老年性黄斑变性吗

老年性黄斑变性是一种与年龄相关的退行性疾病，分为干性和湿性两种类型。干性老年性黄斑变性病程发展缓慢，目前还没有明确有效的治疗方法，通常用药物去控制和阻止它的发展，如叶黄素、维生素及微量元素等。而湿性老年性黄斑变性也被称为新生血管性或渗出性老年性黄斑变性，以眼底黄斑区出现脉络膜新生血管、出血和渗出为主要特征，病程发展迅速，可引起明显的视力下降，严重影响患者日常生活。湿性老年性黄斑变性的早期诊断及早期治疗非常重要，目前的治疗方法主要有针对性的抗血管内皮生长因子药物治疗、激光光凝治疗和光动力疗法。

其中，激光光凝治疗是用激光产生的热能烧灼封闭异常的新生血管，是传统的治疗脉络膜新生血管的方法。但是激光光凝所产生的光热效应，在破坏新生血管的同时，也对周围正常的视网膜神经上皮产生不可逆转性损害。如果激光直接作用于黄斑中心凹下病变部位，或激光灼烧累及黄斑中心凹，可导致视力迅速下降,因此距离黄斑中心凹附近 200 微米以内及视盘-黄斑间的新生血管应避免使用。只有病变在远离黄斑中心凹时才能进行激光光凝治疗。

（沈　炜）

## 21. 糖尿病视网膜病变都需要激光治疗吗

糖尿病视网膜病变分为 6 期：Ⅰ 期：后极部出现微动脉瘤或合并小出血点，为数较少,可数；Ⅱ 期：有较多不易数的动脉瘤,并在黄斑外围出现黄白色硬性渗出以及出血斑；Ⅲ 期：在 Ⅱ 期病变基础上出现白色软性渗出,并有更多的微动脉瘤和出血灶；Ⅳ 期：视网膜静脉迂曲扩张,除 Ⅲ 期病变外,眼底有新生血管增生和玻璃体积血；Ⅴ 期：出现增生性视网膜玻璃体病变,眼内反复出血；Ⅵ 期：发生牵拉性视网膜脱离。

Ⅰ 、Ⅱ 期患者不需做激光光凝治疗；Ⅲ 期、Ⅳ 期为激光的最佳选择；Ⅴ 期和 Ⅵ 期激光并发症重且效果很差,不宜做常规的光凝,可考虑实施眼内激光治疗。

（严盛枫）

—— 专家简介 ——

**严盛枫**

严盛枫,上海市第七人民医院眼科主任医师。中国光学学会激光医学专业委员会委员,中华医学会眼科学分会眼底病学组组员。擅长激光治疗各种眼底疾病、青光眼、后发性白内障和青少年屈光不正。

## 22. 激光光凝治疗糖尿病视网膜病变是否一劳永逸

需要特别强调的是激光光凝在糖尿病视网膜病变治疗中的重要性。如果没有激光光凝,不知有多少患者会失明,正确的激光光凝治疗,是糖尿病视网膜病变患者视力的保护神。但是,激光光凝治疗绝不是做 1 次就可以一劳永逸的,对于糖尿病视网膜病变的患者,在定期复查的过程中可能随时要进行激光光凝治疗。一般来说,全视网膜激光光凝治疗会分 4～5 次做完,不提倡 1 次打得太多,1 次打太多可能导致水肿加重。

（严盛枫）

## 23. 视网膜静脉阻塞发生黄斑水肿怎么办

视网膜中央静脉阻塞或视网膜分支静脉阻塞是老年常见眼底病。若出现黄斑水肿，患者视力会明显下降。持续的黄斑水肿会损伤感光细胞，进而可能发展成黄斑裂孔，因此尽快尽早治疗，才有望保留视力。

20 世纪 90 年代，主要是通过黄斑格栅样或局灶样光凝来治疗黄斑水肿，但是效果并不尽如人意，对于保留或提高患者视力几乎无明显帮助。随着抗血管内皮生长因子(VEGF)药物的问世和在临床上的广泛应用，目前眼科专业医生已经将抗 VEGF 药物作为治疗视网膜静脉阻塞引起黄斑水肿的首选药物。该类药物可以促进眼底出血的吸收，加快黄斑水肿的消退，明显提高患者视力。抗 VEGF 药物包括 VEGF 的抗体雷珠单抗和贝伐单抗，也包括与 VEGF 受体结合的融合蛋白(目前有进口的阿柏西普和国产的康柏西普注射液)。但是由于药效的时限性，不得不反复进行玻璃体腔注射。目前比较公认的治疗指南是 3＋PRN：即连续 3 个月注射，每月 1 次，然后按照实际情况按需治疗，即出现了新的水肿或出血再次治疗。有文献证实，玻璃体腔注射激素类药物同样可以治疗视网膜静脉阻塞引起的黄斑水肿，一般来说，药效比抗 VEGF 药物维持时间长，注射次数较少，但同时也会带来一定比例的白内障和青光眼，暂时还不是临床上的常用治疗方式。

（张　琼）

—— 专家简介 ——

### 张　琼

张琼，硕士研究生导师，上海交通大学医学院附属瑞金医院眼科副主任医师。擅长眼底疾病和玻璃体视网膜疾病的治疗，以及眼底激光、玻璃体手术和各种眼科设备技术的检测。

## 24. 视网膜上发现了裂孔怎么办

视网膜组织的全层破裂称为视网膜裂孔或撕裂。视网膜裂孔是由视网膜组织的变性萎缩导致的，而视网膜撕裂是由于玻璃体视网膜粘连牵拉引起的。玻璃体可以经视网膜裂孔进入视网膜下间隙，从而引起视网膜脱离，因此激光光凝封闭裂孔可以有效阻止视网膜脱离的发生。激光光凝的机制是利用激光的热作用造成视网膜脉络膜粘连。

以前主要是针对发生视网膜脱离的高危因素进行预防性激光光凝治疗，近几年国际眼科理事会（ICO）根据循证医学新编写了临床推荐指南（PPP），提出的意见是：对于有症状的急性马蹄形视网膜裂孔、外伤性视网膜裂孔、裂孔周围伴有少量视网膜下积液和少量玻璃体积血，需要即时激光光凝治疗。对于其他类型裂孔，包括有症状的带盖视网膜裂孔、无症状的马蹄形视网膜裂孔、无症状的带盖视网膜裂孔、无症状的萎缩性圆形裂孔、没有裂孔的无症状的格子样变性、无症状的锯齿缘断裂，一般可以随访，无需即时治疗。若病情发展，再行激光光凝治疗。

因此，患有视网膜裂孔的患者无需过度紧张，大多数的裂孔或变性并无明显症状，可与我们和平相处。

（张　琼）

## 25. 激光治疗青光眼后还需药物治疗吗

根据患者青光眼类型的不同，可以选择不同的术式：①激光周边虹膜切开术主要用于临床前期或缓解期的急性闭角型青光眼、早期无视神经损害及视野改变的慢性闭角型青光眼，也可用于还有部分房角未关闭的青光眼，可保护这部分房角功能，但多数情况需要加用抗青光眼药物联合治疗。此外，由于瞳孔阻滞导致的继发性青光眼也可采用该方法治疗。②选择性小梁成形术主要用于原发性开角型青光眼、正常眼压性青光眼、高眼压症等，可作为初始治疗，还可以用于色素性青光眼、激素性青光眼或剥脱综合征性青光眼的治疗，以及用于治疗依从性较差，不宜（如妊娠）、不方便（如手部有功能障碍的老年人）、不能（如药物过敏）采用药物治疗患者的替代治疗。③虹膜激光成形术可以用于虹膜高褶综合征或者青光眼急性发作时的治疗。④睫状体光凝术一般用于各种难治性青光眼。

早期的闭角型青光眼患者，因为房角尚未关闭，激光打孔后解除了重要的致病因素，因此病情可以得到长期的缓解而不需要任何药物。对于发现较晚、房角已经关闭、眼压升高的患者，激光本身并不能太多降低眼压，需要辅助药物治疗。对于开角型青光眼行选择性小梁成形术，常常都需要继续使用抗青光眼药物。

（张宇燕）

# 皮|肤|科|篇

## 26. 照红光对防治冻疮有效果吗

冻疮是由寒冷引起的一种皮肤病。缺乏运动、手足多汗、鞋袜过紧及长期在户外工作均可导致冻疮的发病。儿童、妇女和末梢血液循环不良者是患冻疮的主要人群。

长期寒冷使动脉血管麻痹而扩张，造成静脉淤血，局部血液循环不良，表现为四肢远端、面颊及耳廓等处出现水肿性紫红斑，压之可退色。寒冷可使血液的理化性质发生改变，组织缺血缺氧，细胞变性及坏死，出现水疱、破溃、糜烂甚至溃疡，愈合后肤色异常，甚至出现萎缩性瘢痕。患者常感瘙痒明显，受热后瘙痒感加剧，糜烂或溃疡者自觉疼痛。每年冬季发病，天暖后自愈。

冻疮预防及治疗的目标就是改善血液循环，包括穿戴合适的手套和鞋袜，避免过紧受压，易受冷部位擦凡士林或其他油脂类保护皮肤，局部按摩及温水浴，加强锻炼与营养，促进血液循环，提高机体对寒冷的适应性。对反复发作者，各种弱激光的生物刺激作用都有助于促进血液循环，预防和治疗冻疮，常用的有氦氖激光、红光、红外线等。

## 特|别|提|醒

由于冻疮常与免疫系统疾病伴发，对于天气回暖后还不能消退的冻疮，需要引起重视，到医院做相关检查，排除其他疾病的可能。

（吴建华）

---

### —— 专家简介 ——

#### 吴建华

---

吴建华，教授，主任医师，博士研究生导师，海军军医大学附属长海医院皮肤科主任医师。中国民族医药学会皮肤科分会常务理事，中国医师协会整合医学分会委员，上海市药理学会皮肤药理专业委员会副主任委员，上海市医学会皮肤科专科分会委员。

## 27. 氦氖激光可促进足底寻常疣激光术后伤口愈合吗

足底的寻常疣医学上也称为"跖疣"，是由人乳头状瘤病毒引起的，一般采用激光或冷冻治疗，属于有创治疗，由于四肢末端血液循环差，伤口愈合较慢，因此可以在创面愈合期进行局部氦氖激光照射。氦氖激光是一种常用的弱激光，属于可见光中的红光。氦氖激光可以促进炎性渗出物吸收和炎性细胞浸润消散，增强机体抗感染能力，促进新生血管的生成以及肉芽和上皮组织的生长，因此具有抗感染和组织修复作用。同时还可提高组织痛阈，引起吗啡样物质的释放，从而发挥镇痛作用，减轻激光治疗后的疼痛感。一般无明显不良反应，如果条件允许可以使用氦氖激光进行局部照射，一般疗程为每天 1 次，每次 20 分钟，1 周左右即可。

（吴建华）

## 28. 光动力和激光治疗阴茎尖锐湿疣有何不同

尖锐湿疣是由人乳头状瘤病毒（HPV）感染所致的性传播疾病，较为常见，表现为外生殖器部位的增生性异物。$CO_2$（二氧化碳）激光和光动力是尖锐湿疣常用的 2 种不同治疗方法。$CO_2$ 激光属于强激光，可以直接"烧毁"疣体；而光动力属于弱激光，通过低能量激光/光激活光敏剂，达到破坏病变组织的目的，损伤小。

激光治疗可以消灭可见疣体，价格便宜，立竿见影，但是出血多、损伤大，术后易形成溃疡和瘢痕，易复发，且对亚临床感染和潜伏感染无效；而光动力对可见疣体和亚临床感染均有治疗作用，对 HPV 潜伏感染可能有用，对于大面积新鲜小皮损效果不错，虽然不一定能一次性去除疣体，但是不留瘢痕，且复发率低于激光，缺点是费用昂贵，单次治疗时间较长。

尖锐湿疣的治疗目的是清除疣体、减少复发。外生殖器尖锐湿疣可以采取联合治疗：激光快速去除可见疣体，然后光动力巩固治疗。若担心激光可能遗留瘢痕，在疣体新鲜时，可以直接进行光动力治疗。

## 29. 光动力治疗能让尖锐湿疣不再复发吗

尖锐湿疣是由人乳头状瘤病毒(HPV)感染所引起的一种常见的性传播疾病,有三种表现形式:典型皮损、HPV亚临床感染和潜伏感染,后二者是HPV感染的主要形式,是复发的主要原因。这是因为HPV在与人类共同进化的漫长过程中,形成了多层次的免疫逃逸机制,逃避了机体免疫系统的识别与攻击。

激光、电灼、冷冻等传统治疗主要用于清除典型皮损,不能有效解决亚临床感染和潜伏感染,光动力治疗尖锐湿疣正好弥补了传统治疗的不足,光敏剂ALA(5-氨基酮戊酸)可以被增生旺盛的细胞(感染HPV的颗粒层细胞、棘层细胞和基底细胞)优先吸收。因此光动力的作用不限于典型皮损,对于亚临床感染和潜伏感染也有治疗作用,可以形象地称之为"全面清除治疗",大大地降低了复发率,特别适合反复复发的患者。即便如此,尖锐湿疣仍有复发可能,这与HPV的感染特点相关。但只要遵从医生制订的治疗方案,坚持治疗,坚持随访,尖锐湿疣是完全能够治愈的。

(王秀丽)

## 30. 鲍恩样丘疹病适合激光治疗还是光动力治疗

鲍恩样丘疹病(BP)是一种发生于外生殖器及肛门部位的多发性色素扁平丘疹。鲍恩样丘疹病的发生、发展与HPV感染相关,尤其与高危型HPV16、HPV18感染关系密切。高危型HPV在外阴持续存在,增加宫颈HPV感染的可能,进而增加宫颈癌发生的潜在风险。通常的激光手术是利用由高能激光束产生的局部高温来切割、汽化或凝固病变组织,而光动力是通过光化学作用,破坏增生旺盛的病变组织,不会造成组织的热损伤。鲍恩样丘疹病若皮损较少,可以应用激光治疗,但由于皮损仅是HPV感染的"冰山一角",大量长期存在的高危型HPV感染有致癌风险,且高危型HPV清除困难,因此需要长期积极治疗。光敏剂ALA(5-氨基酮戊酸)易被增生旺盛的组织选择性吸收转化,经相应波长光源照射产生单态氧和自由基,从而导致HPV感染细胞发生坏死和凋亡;同时还可以通过介导局部强烈炎症和细胞免疫,激活宿主免疫反应从而清除HPV,损伤小、不留瘢痕,适合高危型HPV感染的治疗。

由于鲍恩样丘疹病病理上见大量的异形角质形成细胞,有癌变可能,病程较长者,需要提高警惕,行组织病理检查。

（王宏伟）

## 31. 光动力治疗眼角光线性角化病需要多久

光线性角化病是一种好发于暴露部位的癌前病变,未经治疗和干预的光线性角化病存在发展为皮肤鳞癌的风险。眼角的皮损,手术治疗风险较大,但光动力疗法对肿瘤组织有较好的疗效,可选择性杀伤肿瘤细胞,而对周围正常组织无明显损伤,患者痛苦小,患处无瘢痕形成,且治疗不受皮损部位和数目的限制,尤其适用于不能耐受手术、多发性或面积广泛的皮损,目前已在临床中广泛应用。

在临床上,光动力疗法治疗光线性角化病一般为每 2 周 1 次,每次治疗后若皮损未完全消退,可重复治疗,治疗次数一般不超过 6 次,具体还要根据皮损的大小以及每次治疗后的效果来决定。

（王秀丽）

## 32. 光动力治疗鲍恩病有什么优势

鲍恩病是一种原位鳞状细胞癌,病因不明,可能与长期日光曝晒、外界刺激、HPV 感染、砷剂治疗或射线照射等有关,可发生于任何部位,头面、四肢多见。以往首选手术切除,但手术易形成瘢痕,对于多发性、体积较大及部位特殊的肿瘤手术切除比较困难,且仍有复发可能。光动力疗法是一种联合应用光敏剂及相应光源的治疗方法,可选择性杀伤肿瘤细胞,而对周围正常细胞无明显影响,靶向性好,不易形成瘢痕,不受皮损数目和部位的限制;且光敏剂代谢快,不易蓄积,可重复治疗。光动力的众多优点使该技术成为多种皮肤癌的一线治疗方式,包括鲍恩病。



由于鲍恩病并发恶性肿瘤的机会较大,故确诊后应做全身检查,并且需要长期随访,观察有无患其他肿瘤的可能。

（王宏伟）

## 33. 光动力治疗皮肤肿瘤后还需要手术吗

光动力治疗皮肤肿瘤后是否需要手术治疗,取决于皮肤肿瘤的大小、厚度及浸润深度。由于光动力治疗所用的红光穿透深度有限,对于较深(厚)的皮肤肿瘤,手术治疗仍是首选。对于面积较大的皮肤肿瘤,先使用 ALA-PDT(5-氨基酮戊酸光动力疗法)治疗可有效缩小和局限损害,ALA-PDT 可以和手术联合应用治疗皮肤肿瘤,使手术范围缩小,减小创面,避免导致大面积创伤而难愈合及外形毁损。也可以先手术切除肿瘤,之后再实施 ALA-PDT 杀灭可能残留的肿瘤细胞,巩固手术疗效。

ALA-PDT 作为一种新兴治疗手段,有其优势和不足,在临床应用时需扬长避短或与其他治疗方法联合应用。

（王宏伟）

## 34. 光动力治疗光线性角化病为什么特别痛

光动力治疗是目前欧洲和美国推荐用于光线性角化病的首选治疗方法,特别适合于多发性皮损的治疗。光动力治疗引起的疼痛是临床上比较棘手的问题,疼痛与皮损面积有关,面积越大,疼痛越明显。与个体的疼痛阈值不同也有关。目前常用的止痛方法包括:①局部降温处理,无风险,且对治疗产生的红肿有一定的缓解作用;②局部浸润麻醉,含有肾上腺素的局麻药物可能会导致血管收缩,影响疗效;③神经阻滞麻醉,是目前已知效果最好的局部镇痛方法,但是技术要求高,面部实施困难;④二步法照光,先用低功率密度光漂白,然后用高功率密度完成剩余的光剂量;⑤口服止痛药。

当患者无法耐受光动力治疗时的疼痛时,优先采用局部降温方式缓解疼痛,如吹冷风(4 ℃)。仍无法耐受的患者,可考虑二步法照光,局部麻醉或服用止痛药物,一般都能顺利完成治疗。当皮损较多时还可以分区、分次治疗,但可能因此增加经济负担,花费更多时间。总之,疼痛的个体差异很大,主要还是根据患者的实际情况综合考虑合适的止痛方法。

（王秀丽）

## 35. 什么类型的乳房外佩吉特病适合光动力治疗

乳腺外佩吉特病（EMPD）又称乳腺外湿疹样癌，是一种少见的皮肤恶性肿瘤，主要表现为湿疹样皮损、皮损边界不清、不规则的斑块。由于其皮损无明显特异性，易误诊为湿疹、皮炎等疾病，因此常导致发现较晚、延误治疗。EMPD目前仍然首选局部扩大切除术，但由于其边界不规则且不清楚，所以切除范围很难确定，且因EMPD好发于肛门及外生殖器周围，大范围的手术切除会出现瘢痕，影响该部位的功能和外观。另外因皮损边界不清以及肿瘤细胞浸润，手术结果通常不尽如人意，复发率高达20％～60％。光动力疗法为非侵入性治疗，无创且不易形成瘢痕，可重复多次治疗。但光动力治疗费用昂贵，且每2周需治疗1次，一般需要5～6次，较为费时。另外，多次治疗后虽有成功案例，但仍不排除需手术治疗和复发的可能性。因此光动力疗法可根据患者需求作为EMPD的单一治疗手段或术后的辅助治疗，适用于老年、复发以及皮损较大的患者。

### 特别提醒

由于EMPD复发率高，故需长期定期随访。

（王宏伟）

## 36. 光动力可以治疗皮肤鳞状细胞癌吗

皮肤鳞状细胞癌的发生、发展与长期紫外线照射所致DNA（脱氧核糖核酸）损伤和修复功能紊乱有关。光动力作为光线性角化病的首选治疗方法，在治疗鲍恩病中也疗效显著，而鲍恩病是一种原位鳞状细胞癌。但由于目前光动力治疗所使用的光敏药物及光源治疗深度有限，临床上不推荐作为侵袭性鳞状细胞癌的首选治疗，仅限于治疗早期、浅表的小瘤体，以及作为高龄手术困难的晚期鳞状细胞癌的姑息治疗。为攻克临床治疗鳞状细胞癌难题，研究者们在不懈地努力探索，如新型纳米粒装载光敏剂运输系统的研发，以利于ALA（5-氨基酮戊酸）在肿瘤组织中的渗透、分布和靶向治疗。相信不久的将来，光动力在治疗皮肤鳞状细胞癌方面一定有所突破。

（王秀丽）

## 37. 红蓝光都可以治疗痤疮，有何不同

红光和蓝光皆为可见光，安全有效，均可以用于痤疮的治疗，但两者又有侧重。蓝光主要用于治疗轻中度痤疮，理论依据是光动力原理，也就是痤疮丙酸杆菌在自身代谢过程中产生原卟啉Ⅸ与粪卟啉，蓝光照射后产生的单态氧和自由基可以迅速杀死痤疮丙酸杆菌；同时蓝光有助于改变皮脂成分、降低炎症反应。但蓝光的穿透深度有限，因此蓝光适合治疗以浅表炎性丘疹、脓疱为主要皮损的轻中度痤疮，而对较深在的囊肿和结节效果欠佳。红光较蓝光穿透更深，可以进入真皮层，在抗炎治疗同时，刺激巨噬细胞释放各种细胞因子，从而促进成纤维细胞的增生以达到皮肤修复的作用，治疗后可以明显改善皮肤纹理和色素沉着，组织学上表现为基底层色素颗粒减少（美白），真皮胶原纤维排列整齐、紧密（嫩肤），胶原纤维断裂、排列紊乱和聚集成团现象得到一定改善。因此，红光可以用于治疗较深的炎性丘疹，和痤疮后期皮肤修复的基础物理治疗，临床上两种光源常常联合或者序贯治疗。

（张玲琳）

## 38. 哪种痤疮适合光动力治疗

痤疮除了口服和/或外用药外，常见的物理疗法有：红蓝光、光动力、强脉冲光等，其中光动力作为一种药械结合的局部治疗方法，可通过破坏皮脂腺结构、减少皮脂分泌、抑制痤疮丙酸杆菌、抗炎等多种途径达到治疗痤疮的目的。经大量的临床病例研究发现，痤疮皮损越严重，光动力疗效越好。与囊肿型痤疮的"金标准治疗"——口服异维 A 酸相比，光动力治疗起效更快、疗效更好，且不必担心系统用药的不良反应。因此，对于痤疮患者，尤其是药物疗效欠佳、对药物不良反应有恐惧、短期内有生育需求的中、重度痤疮患者，光动力治疗是安全、高效的不二选择。

（王秀丽）

## 39. 光动力治疗"痘痘"后，脸很红很肿怎么办

在光动力治疗痤疮期间，特别是中重度痤疮的初次治疗之后，有些患者会出

现不同程度皮损炎症加重、皮损增多,临床上将这种痤疮治疗阶段所造成痤疮样皮疹的出现和炎症加剧称为反应性痤疮,可能与重症痤疮患者皮脂腺更易富集光敏剂 PpⅨ 有关。ALA-PDT(5-氨基酮戊酸光动力疗法)直接杀灭毛囊皮脂腺中痤疮丙酸杆菌,破坏皮脂腺,引起局部急性炎症的爆发,这属于正常现象,不用紧张。这种反应是短暂而表浅的,一般不必特殊处理,几天内能够缓解,或选用局部冷敷可以有效缓解不适感。此外,可以适当使用无刺激的保湿剂,比如尿素。适当避光,切忌搔抓,以防色素沉着。

（张玲琳）

## 40. 光动力治疗可以嫩肤吗

是的,光动力治疗有很好的嫩肤作用。不同光源光动力均有治疗光老化的作用,尤其是强脉冲光源,不仅改善肤质和容颜,也可使组织学上发生逆转,预防和降低皮肤癌前期病变与皮肤癌的发生风险。光动力主要从 3 个方面起作用:①选择性剥脱作用,能使高度增生的表皮细胞发生不同程度的凋亡、坏死和剥脱,最终皮肤通过去除老化变性的组织而变得平滑。②在光动力治疗过程中,患者局部皮肤可出现皮温升高和灼热感。一定程度的热刺激可以增加真皮成纤维细胞活性,促进胶原蛋白合成。③光动力反应过程中释放大量炎症介质,启动皮肤的创伤修复机制,促进胶原蛋白新生,达到真皮重塑。尽管光动力在皮肤美容领域应用还不够普及,相信随着大量基础研究和临床应用的开展,光动力作为一种非创伤性嫩肤的新技术,将在光老化治疗领域占据重要一席。

（吴建华）

## 41. 光动力治疗鲜红斑痣与以往的激光治疗有何不同

鲜红斑痣又称葡萄酒色斑(PWS),俗称"红胎记",是由皮肤毛细血管及毛细血管后静脉扩张畸形形成的。早期多为粉红色斑片,随着年龄增长色泽逐渐加深,皮损渐增厚,在成年期可出现结节。在新生儿中的发病率为 0.3%～0.5%,且其发生机制尚不清楚。目前鲜红斑痣的标准治疗是脉冲染料激光(PDL),它是根据选择性光热理论作用于血红蛋白,从而达到对畸形血管的破坏。但激光治疗对于血管的直径要求较高,仅作用于 50～150 微米直径的血管,适合于小面积、分散型、表浅的皮损，且激光疗法治愈率低、易复发和形成瘢痕。而新型光动力疗法——海姆泊芬光动力疗法是通过静脉注射可被血管内皮细胞选择性吸收的新型光敏剂（海姆泊芬），同时给予穿透表浅、波长特定的光局部照射，产生单态氧等活性物质直接破坏血管内皮细胞，达到治疗目的。一方面海姆泊芬光动力的治疗靶点在血管内皮细胞，与血管管径无关，故对所有类型的鲜红斑痣均有效；另一方面大光斑照射治疗使得红斑区褪色均匀、痊愈率高、不留瘢痕，因此疗效肯定。

## 特 别 提 醒

鲜红斑痣无自限性且可能随年龄的增长而增大、增厚，严重影响患者的自信心，尽早治疗才能取得更好的疗效。

（王秀丽）

# 42. 面部胎记怎样选择激光治疗

常见的面部褐色或褐青色胎记包括咖啡斑和太田痣等。咖啡斑大部分出生时即存在，表现为皮肤上边界清楚，大小形状不一、颜色相对均一的咖啡色斑片，且与曝光无关。单独存在的咖啡斑对健康通常无不良影响，但多发性咖啡斑提示可能有神经纤维瘤存在，此时要密切追踪全身各系统是否有肿瘤、生长发育是否有异常，以排除系统疾病。

咖啡斑可选择调 Q 激光治疗，包括红宝石激光、倍频 Nd：YAG 激光、翠绿宝石激光，多次激光治疗间隔为 3～6 个月。治疗效果在不同患者中差别较大。治疗后 1～2 周皮损以黑色薄痂形式脱落，脱落后肤色一般较白，以后逐渐恢复，部分可在治疗后复发。部分患者皮损经多次治疗后逐渐变浅至消失，但部分患者经多次治疗皮损仍反复复发。

太田痣是一种发生在眶周、颞部、前额和颧部的色斑，颜色可为褐青色、灰蓝色、灰褐色、黑色或紫色，颜色不均匀，界限不清楚，多为一侧，也可以对称分布。婴儿期和青春期都容易发病。除皮肤外，还可累及眼和口腔黏膜，约 10% 患者眼压升高，易得青光眼，因此需要做眼科检查。

和咖啡斑一样，太田痣可选用调 Q 激光治疗。通常需要 3～4 次的治疗，每次治疗间隔 6 个月左右，疗效显著，甚至可完全去除皮损。激光治疗后 2 周内，治疗部位避免搔抓及接触水，避免化妆、剧烈运动，可每天外用抗生素软膏。同时,应避免日晒,建议外用 SPF(防晒系数)30 以上防晒霜。

(杨千里)

## 43. 酒渣鼻的激光治疗效果怎样

激光治疗可以改善酒渣鼻的各种临床症状。

对于面部红斑及毛细血管扩张型酒渣鼻,可以选用强脉冲光、脉冲染料激光、Nd：YAG 激光治疗。强脉冲光治疗的耐受度高,无停工期。每月治疗一次,治疗 4～5 次为一个疗程,可明显改善酒渣鼻的弥漫性红斑,但对明显扩张的血管治疗效果欠佳。脉冲染料激光每 2～3 月治疗一次,一般治疗 3～4 次,能够有效去除浅表扩张的毛细血管及弥漫的红斑。其治疗效果比强脉冲光更显著,但是治疗后会结紫色薄痂,需 10～14 天恢复,罕有炎症后色素沉着、瘢痕等不良反应。Nd：YAG 激光与脉冲染料激光相比,可作用至更深的血管,去除深部扩张的静脉,其炎症后色素沉着、瘢痕的风险亦更大。

对于丘疹脓疱型酒渣鼻,可以选用强脉冲光进行治疗。强脉冲光的光热效应可以改善毛囊的微生态,痤疮丙酸杆菌释放的卟啉可吸收强脉冲光的能量,产生单线态氧自由基杀灭毛囊内的微生物,改善酒渣鼻的丘疹、脓疱。强脉冲光辅助药物治疗,可以减少抗生素的耐药,降低停药后的复发率。

对于肥大增生型酒渣鼻,可选用脉冲染料激光及汽化性激光进行治疗。脉冲染料激光可以通过抑制血管增生,间接抑制皮赘的形成和增长,经过 2～3 次治疗后,可使皮脂腺增生的结节缩小 70％～80％。汽化性激光有 $CO_2$(二氧化碳)及 Er(铒)激光,传统的汽化性激光通过烧灼剥脱作用去除增生结节,治疗过深容易留下明显的瘢痕,治疗略浅容易复发。点阵模式的汽化性激光,使每个微治疗区间留有未治疗的正常皮肤组织,可以加速愈合,减少瘢痕、炎症后色素沉着、延迟性红斑的风险,不良反应少,可用于治疗酒渣鼻的增生结节以及瘢痕组织,4～5 次治疗后,鼻部的平整度可明显改善。

(蒋　敏　卢　忠)

## 44. 面部雀斑可以用激光治疗吗

激光是目前治疗雀斑最常用的方法,治疗效果理想。一般采用调 Q 的短脉冲激光,波长选择能被黑色素很好吸收的波段,如调 Q755 纳米翠绿宝石激光、调 Q 694 纳米红宝石激光、调 Q 倍频 Nd：YAG 激光等。目前较新的皮秒激光（1 064 纳米、532 纳米）对于雀斑也有很好的疗效。治疗前先清洁面部，对于皮损较多且疼痛敏感者，可于术前 1 小时外用表面麻醉药。治疗后往往出现灼热感，继而出现轻度红肿，少数会有紫癜。1 次治疗后，皮损逐渐结痂，约 1 周后脱落，在此期间需要注意防水及防晒，以免造成感染或色素沉着。激光治疗雀斑，一般 1～2 次即可取得满意疗效。

强脉冲光（光子）也是治疗雀斑的常用手段。治疗前清洁面部，于治疗部位涂冷凝胶。术后可能出现灼热感及轻微发红，数小时可自行缓解。皮损处颜色变深或轻度结痂，1 周内逐渐脱落。光子治疗色泽较深的雀斑大多也能取得较满意的疗效，部分皮损需 2 次以上治疗方可清除。

对于孕妇、光敏感者及近期服用过光敏感药物（维 A 酸类、四环素等）者、长期服用某些精神类药物者、2 周内有日光曝晒者以及面部有炎症者，应禁忌治疗。

## 特别提醒

激光治疗雀斑并没有防止复发的作用，术后仍需要避免日晒和应用适合的防晒剂，以减少雀斑的复发。

（姜玥顸）

# 45. 激光可以治疗黑眼圈吗

黑眼圈一般是用来描述眼周的灰暗状态，分为色素性、血管性以及结构性三类。

（1）色素性。表现为皮肤中的黑色素过度沉积，可能和日光曝晒、药物、妊娠等因素有关。目前该类型的黑眼圈常用的激光治疗，包括：Q 开关红宝石激光（694 纳米）、Q 开关紫翠玉宝石激光（755 纳米）和 Q 开关的 Nd：YAG 激光（1 064 纳米），治疗后可以发现真皮黑色素减少。而传统剥脱性激光（主要指的是二氧化碳激光和铒钇铝石激光），通过对皮肤的热损伤来改善黑眼圈的外观。点阵激光则通过热损伤形成微小的治疗区，来清除黑素颗粒，并且还有收紧皮肤的功效。

（2）血管性。由于眶周的皮肤菲薄，造成细小的血管透过皮肤而形成灰暗的外观。目前常用的激光治疗包括脉冲染料激光（最常用的波长为 585 纳米和

595 纳米)以及钇铝石榴石激光(Nd：YAG)。前者是靶向破坏细小的血管，但是对于口径较大的静脉效果欠佳。

（3）结构性。该类型还分为先天性和后天性。先天性主要是泪槽所形成的阴影，而后天性原因主要是由于下睑皮肤松弛、眶隔脂肪膨出和水肿所形成的阴影。所以该类型的黑眼圈治疗上以改善结构功能为主。剥脱性二氧化碳激光对于眶周的皮肤松弛、皱纹有显著的效果，但是术后反应也较重，恢复期较长。而脉冲染料激光、半导体激光、Nd：YAG 激光、铒激光和强脉冲光都可以作为选择，虽然效果不如剥脱性激光显著，但是更温和。点阵激光，则是通过真皮热损伤刺激胶原蛋白的重塑和新生胶原蛋白的形成，来改善皮肤松弛。

由于黑眼圈的成因多种多样，每个个体情况亦有不同，所以必须要根据不同的病因去选择不同的治疗方法。除了激光外，可供选择的方案还有化学剥脱术、手术、注射填充剂等手段。

（赖冠尹　卢　忠）

## 46. 妊娠纹可以用激光或射频治疗吗

妊娠期间，皮肤会随皮下组织如脂肪和肌肉等组织的发展被逐渐地拉伸，导致真皮层结缔组织损伤，胶原纤维和弹性纤维的破坏，引起病灶处的伸展性和弹性减弱从而产生条纹状的皮肤损害。妊娠纹通常为多发、对称、边界清楚的线状萎缩性皮损，个别会发生溃疡。传统的治疗手段主要为局部外用药物，疗效不够理想，复发率高。

近期激光、射频等光电手段应用于妊娠纹治疗，使妊娠纹外观得到极大的改善。射频治疗的电磁波作用于皮肤真皮层，局部产生大量热能，通过热效应，使新的胶原蛋白和弹性蛋白合成，从而改善妊娠纹的外观。其缺点为穿透深度有限，而能量过高则容易灼伤皮肤引发一系列不良反应。

点阵激光治疗妊娠纹包括剥脱性点阵激光及非剥脱性点阵激光。其中，剥脱性激光对妊娠纹平整度有明显改善，但术后可有持久性红斑和炎症后色素沉着，尤其是腹部皮肤代谢速度较慢，炎症后色素沉着的发生率更高。而非剥脱性点阵激光安全性高，但对皮肤深度的热刺激不理想，需更多次数的治疗。

点阵射频是侵入式射频技术与点阵机制的结合，利用治疗头上多组平行的微针矩阵迅速侵入皮肤深层，直接通过微针针尖部释放射频能量至皮肤底层，于网状纤维层产生加热效应。高频能量精准地作用于靶组织产生热效应，从而引起胶原蛋白收缩效应，促进代谢，激活胶原新生及重建。目前此项技术已经在临床开展。

（张　峥）

## 47. 哪些激光可以帮助改善和修复面部毛细血管扩张

面部毛细血管扩张俗称"红血丝"，多见于中青年女性，表现为双颊及鼻翼周围的潮红或是树枝状的血管显露。毛细血管扩张症的病因众多，多见于玫瑰痤疮、脂溢性皮炎、光老化、长期外用糖皮质激素类药物等。近年来，由于护肤品使用不当造成的皮肤屏障破坏后的皮肤潮红也越来越多见。

正因为面部毛细血管扩张的原因众多，我们在治疗时首先应该针对病因治疗。对于反复出现的面部潮红、持续存在的面部"红血丝"，可以选择激光或强光进行治疗。

自 1990 年开始，脉冲染料激光便成为治疗血管性疾病的标准治疗手段，对面部毛细血管扩张的清除率能达到 75％～100％，但不良反应也比较明显。治疗后局部出现肿胀，颜色发灰、发紫，通常持续 2 周甚至更长，肤色较深的人群也容易产生色素沉着甚至色素减退。因此在临床上一般小范围应用，且术后的护理要求较高。

针对全面部的潮红，我们多采用强脉冲光（IPL），也就是大家熟知的"光子嫩肤"进行治疗。强脉冲光的作用相对温和，治疗的术后反应较轻，基本不影响日常的工作和生活。但由于它作用温和，从效果上来说不及脉冲染料激光。近年来，我们也开始使用窄谱的强脉冲光，即波长范围为 500～600 纳米的脉冲染料激光进行面部毛细血管扩张的治疗，这种新型强脉冲光的疗效较 IPL 有明显提高，治疗后的红斑或水肿一般持续 2～3 天即自然消退。可以认为它的疗效和不良反应介于脉冲染料激光和强脉冲光之间，对于强脉冲光治疗不满意，停工期也有限的患者，可以考虑该治疗方法。

（乐百爽）

## 48. 哪些激光可以拯救"大油田"的脸

"大油田"的脸其实是面部皮脂腺分泌过于旺盛的表现，这和环境中的温度、湿度、年龄、个体内分泌激素水平、饮食等有关。另外,痤疮丙酸杆菌作为人体正常定植菌群,在各种因素的影响下发生菌群失调,过度繁殖,把皮肤中的饱和脂肪酸分解为游离脂肪酸,也是导致皮肤"出油"的原因之一。

目前,针对皮肤出油的激光设备主要是强脉冲光,它其实是一种滤过性宽谱光,波长一般为 500～1 200 纳米,俗称"光子嫩肤",主要基于选择性光热作用和光调作用,靶目标为黑素小体、血红蛋白以及水。痤疮丙酸杆菌在代谢过程中会产生原卟啉Ⅸ和粪卟啉Ⅲ,其吸收峰分布在 400～665 纳米之间,所以在强脉冲光照射下会发生光动力学效应,在杀伤细菌的同时也破坏了过度分泌的皮脂腺。此外,在强脉冲光的作用下,营养皮脂腺的血管也会受到破坏,从而抑制皮脂腺分泌的速度。一般强脉冲光治疗每月 1 次,平均一个疗程需治疗 5 次左右。

此外,也有报道认为射频治疗也可控制皮肤油脂分泌。皮肤出油过多常常伴发痤疮,这时也可考虑用红蓝光照射,对于较为严重的囊肿型痤疮可考虑 5 - 氨基酮戊酸光动力治疗。

除了激光外,果酸或水杨酸焕肤也是不错的控油手段,但长期使用可能会导致表皮皮肤屏障的破坏,所以不建议过于频繁的治疗。

（马静雯　卢　忠）

## 49. 下眼睑皮肤松弛可以用激光治疗吗

皮肤松弛和皱纹是皮肤老化最常见的表现,而眼周皮肤往往是最早出现老化的。下眼睑皮肤松弛的治疗除了肉毒毒素注射、手术、皮下注射填充剂等,亦可采用激光治疗,包括点阵 $CO_2$（二氧化碳）激光、非剥脱点阵激光、射频治疗、强脉冲光（IPL）等。

点阵 $CO_2$ 激光是一种汽化性的点阵激光,能在皮肤上打出直径 120～1 200 微米微治疗孔,微孔可达到 1 毫米深的真皮深层,损伤部分真皮组织,激发皮肤修复机制,使真皮产生新的更多的胶原蛋白并重新排列,使皮肤松弛改善。临床上一般 3 个月治疗 1 次。

非汽化点阵激光通过炎症反应和热能累积刺激胶原蛋白再生和重构,其未对皮肤产生明显创伤,恢复时间快,且出现持续性红斑、色素沉着等不良反应较点阵 $CO_2$ 激光明显减少,故安全性好。一般 2～4 周治疗 1 次。

射频治疗是利用高频电场的热能传导作用,使真皮层受热温度达 45～60 ℃,热损伤刺激真皮的胶原纤维和弹力纤维再生和重塑,进而达到紧致皮肤、改善皱纹的作用。目前有单极射频和双极射频，近年来还诞生了点阵射频技术。射频治疗安全，患者耐受性好。一般 2～3 周治疗 1 次，4～6 次为一个疗程。

强脉冲光（IPL）作用于皮肤组织产生光热和光化学作用，使真皮层的胶原纤维和弹力纤维再生并重新排列，恢复弹性，使面部皮肤皱纹减轻或消除。IPL 治疗间隔为 4 周，治疗 5 次为一个疗程。不过 IPL 治疗皮肤松弛疗效不如点阵激光和射频治疗。

在改善下眼睑皮肤松弛的治疗方面，上述激光疗法均有效果，临床上可以根据皮肤松弛的程度和患者的需要选择一种或多种方法联合治疗。

（胡瑞铭）

## 50. 眼周的汗管瘤可以选择哪些激光治疗方法

汗管瘤是一种累及小汗腺的皮肤良性肿瘤，常在青春期出现或显著增多，女性多见，且好发于面部，尤其是眼睑周围，对容貌造成一定的影响。

一般来说，汗管瘤无法自行消退，且口服及外用药物无效，因此目前对眼周的汗管瘤的治疗主要是通过激光去除，常用的激光为超脉冲 $CO_2$（二氧化碳）激光和铒激光。治疗时，通过激光的气化剥脱作用，将瘤体完全去除，除尽的瘤体一般不会复发，但无法阻止其他部位出现新的皮损。汗管瘤位于真皮网状层上 1/2～2/3 处，因而激光治疗后的创面有一定的深度，但由于其面积较小，经过良好的护理和创面的修复，一般不会留有明显的瘢痕。在临床上，若眼周的汗管瘤数目较多，分布较密集，则建议分批进行治疗，这样有利于创面的愈合和修复。

### 特别提醒

激光术后的护理也是相当重要的。激光治疗后的创面建议 1 周左右不要沾水，保持干燥，结痂后不可强行揭去痂皮；可以外用抗生素软膏预防感染，以表皮生长因子促进修复；治疗期间眼周避免使用护肤品、化妆品；痂皮脱落后，注意防晒保湿，以免发生色素沉着。

（王　艳）

## 51. 肩背部长出一片褐色斑，伴有毛发，是什么病

这种情况基本上就是"色素性毛表皮痣"，又称贝克痣（Becker 痣），好发于一

侧肩部、胸部及上背部，间或双侧，下肢亦可发生，多表现为淡黄色至深棕色斑片，边缘清楚而不整齐，皮疹局部通常伴有毛发过多的表现。部分患者出生时即有，在青春期进展、扩大；另一部分患者则在儿童期或青春期前后出现。

色素性毛表皮痣可用激光治疗，若皮疹表面毛发明显浓密，则先用激光脱毛再行激光去色素治疗；若皮疹表面毛发不明显，可直接行激光去色素治疗。脱毛可采用 810 纳米半导体激光，每月 1 次，根据毛发浓密程度的不同，需治疗 5～8 次不等，最终毛发生长明显受到抑制，即便有新生毛发，也是极为细软及疏松的小毳毛。去色素治疗多采用调 Q 激光，主要包括 694 纳米红宝石激光和 755 纳米紫翠玉宝石激光，每半年治疗 1 次，一般需要治疗 6～7 次，一部分患者经过以上治疗后，皮疹可明显淡化，基本无瘢痕产生。

（董文馨　卢　忠）

# 泌｜尿｜外｜科｜篇

## 52. 激光在泌尿外科的应用有哪些优势

近年来，随着激光设备、光纤和微创技术的飞速发展，不同种类激光的开发与应用，使得激光在泌尿外科的应用如雨后春笋一样迅猛发展。目前，激光在泌尿外科的应用已占据半壁江山，成为泌尿外科医生的新型"手术刀"和常用的"手术武器"之一。由腔内镜(如：输尿管硬镜、输尿管软镜、经皮肾镜、经尿道电切镜、腹腔镜、膀胱镜等)和激光的有机结合是目前泌尿外科大部分微创手术的主要方法，激光需要通过腔内镜到达病变部位才能进行各种微创手术，就好比卫星要搭载火箭上天才能发挥卫星的作用一样。

目前，泌尿外科应用的医学激光种类有很多，常用的主要有钬激光、绿激光、铥激光、红激光、1470 激光、龙激光以及光动力等，不同的激光因其波长和物理特性的不同，其最适合治疗的疾病也有所差别。由激光和腔内镜构成的微创技术可以治疗泌尿外科的大部分常见疾病如泌尿系结石、前列腺肥大、上尿路肿瘤、膀胱肿瘤、尿道狭窄等。与以往传统的开放性手术相比，激光治疗泌尿系疾病具有明显优势，其特点为：安全、创伤小、疗效高、并发症少、住院时间短、恢复快。对于年老体弱、全身情况较差、不适合行开放性手术的患者，都可以应用激光进行治疗。

（吴　忠）

## 53. 激光可以治疗肾结石吗

对于 6 毫米以下、没有积水和感染的肾结石，可以先选择药物进行排石治疗。若药物排石治疗无效，可以选择体外碎石，但仅适用于 2 厘米以下、没有梗阻和畸形、质地不太坚硬的肾结石。而对于体外碎石无效、2 厘米以上、有解剖畸形、质地坚硬的肾结石，则需选择体内碎石技术。

体内碎石技术由腔内镜设备和激光的有机结合所完成，最常用的有输尿管镜(包括输尿管硬镜和输尿管软镜)联合激光碎石术和经皮肾镜联合激光碎石术。目前肾结石治疗领域最常用的激光为钬激光，它也是目前最有效的腔内碎石设备。输尿管软镜联合钬激光碎石术治疗肾结石，利用人体自然腔道，无需再作任何切口，是真正意义上的微创（甚至无创）手术，也是目前全世界治疗肾结石先进的微创技术之一，具有疗效高、创伤小、恢复快的特点，大大造福了肾结石患者。经皮肾镜联合钬激光碎石术，是指从体表皮肤到肾脏的结石部位建立一条通道，由此通道插入经皮肾镜和钬激光光纤，将结石粉碎后，清除出体外。适用于 2 厘米以上较大的、多发、复杂性肾结石以及不适合输尿管软镜碎石的患者，是目前巨大、多发、复杂性肾结石的最有效的微创治疗方法。

因此，对于药物治疗无效的肾结石，应根据结石的大小及坚硬度等情况选择适合的体外或体内碎石技术。

（吴　忠）

# 54. 体外震波碎石治疗输尿管结石失败，怎么办

随着内镜技术的发展，输尿管结石的治疗也有了越来越多的选择，其中包括腹腔镜下输尿管切开取石、输尿管镜钬激光碎石等，而输尿管镜碎石术以其体表无伤口、损伤小、恢复快等优点，得到了广大患者的青睐。

输尿管镜是由一根中空管道和头端成像系统组成的内镜，分为硬镜和软镜，硬镜为刚性结构，可从尿道进入，经过膀胱到达输尿管，最高可及肾盂输尿管连接部，一般适用于输尿管中下段结石以及体外震波碎石失败后的输尿管上段结石、石街；输尿管软镜镜身为软性结构，且头端可弯曲，可通过尿道、膀胱，进而进入输尿管、肾脏中，主要适用于输尿管上段结石和直径小于 2 厘米的肾结石。

输尿管镜进入输尿管或肾脏之后，术者从中空管腔置入钬激光等工具进行碎石，对于较软的结石，可直接将结石碎成粉末状，手术后随着小便自行排出；而对于较硬结石，可将结石碎成碎块，然后用套石篮将碎石套出。

因此，对于药物治疗和体外震波碎石都无效的输尿管结石，可选用输尿管硬镜配合钬激光碎石，将结石击碎冲至膀胱，而后随小便排出；如碎石过程中，结石上行至肾脏，则可换用输尿管软镜，将结石击成碎屑随小便排出，稍大的结石颗粒可用套石篮套出。

但输尿管镜碎石术后也有发生输尿管狭窄、肾积水的风险，术后需要定期随访复查。

（高小峰）

## 55. 激光能治疗膀胱结石吗

膀胱结石多与男性前列腺增生导致下尿路梗阻有关。膀胱结石不像输尿管结石那样导致剧烈肾绞痛，很容易被忽视。但是膀胱结石会引起膀胱收缩功能丧失，影响生活质量，甚至有可能导致肾功能衰竭，危及生命。所以，若患有膀胱结石，及时、正确治疗是必须的。

那么，治疗膀胱结石需要"开刀"吗？答案也是"必须的"。但是不必担心，随着医疗水平的进步，临床上治疗膀胱结石，已经不用开刀了，而是采用激光碎石的微创（甚至是无创）手术方式，更安全、更有效。所谓激光碎石（临床上最常见的是钬激光），就是在内镜指引下，将激光光纤送至结石处，利用激光的能量将结石打碎成粉末或颗粒状，然后再用专用的器械将其排出体外。相对于开放手术取石、体外冲击波碎石等传统治疗方法，激光碎石就好比"制导导弹"，能更精确、更安全地治疗结石，对人体的损伤也更小，并发症更少，患者痛苦也明显减轻。

（彭　煜）

—— 专家简介 ——

### 彭　煜

彭煜，主任医师，上海中医药大学附属岳阳医院泌尿外科主任。擅长泌尿系统疾病的中西医结合诊疗。

## 56. 得了尿路结石，到底是激光还是体外震波碎石好

常说的体外震波碎石是指在体外以冲击波碎石，即利用超声或 X 线体外定位，将高能量的冲击波穿透人体，聚焦在体内尿路结石上，释放能量将结石击碎，结石粉碎后经自然通道排出。它的优点在于创伤小、恢复快、操作方便、无需麻醉、费用低。但它有局限性，如：对于较大、较硬结石效率低；定位常受肠道气体影响、碎石常受骨骼遮挡；同一部位反复多次碎石可能造成软组织损伤；排石过程可能再发肾绞痛；结石下段有梗阻则影响排石。

常说的激光碎石是指体内钬激光碎石。激光光纤能与结石直接接触，其能

量可以使结石"灰飞烟灭",碎石效率高,而对人体组织的穿透深度浅,安全性高。输送激光光纤的途径有膀胱镜、输尿管镜及经皮肾镜。激光还能处理合并尿路肿瘤、息肉以及尿路狭窄的尿路结石,也是体外震波碎石治疗失败后的补充治疗,对于孕妇、小儿、出血性体质等特殊群体患者,与其他碎石取石方法比较也是安全可行的。

两种治疗方法的成本也是不一样的。激光碎石一般需要短时的住院、手术、麻醉及置管、取管,相对费用会高一点。如何选择,还是要根据患者条件、结石位置和大小、肾积水严重程度以及个人意愿等多方面考虑。

（陆　超）

—— 专家简介 ——

陆　超

陆超,上海交通大学医学院附属第九人民医院泌尿外科副主任医师。擅长泌尿系结石、前列腺增生、尿路肿瘤的微创手术治疗。

## 57. 前列腺肥大除了开刀,还有什么好办法

前列腺肥大,医学术语称之为良性前列腺增生,是中老年男性最常见的疾病之一。良性前列腺增生是一种慢性进展性疾病,起初大部分患者的药物治疗效果比较好,但是随着腺体的增大、机械性梗阻加重,排尿困难症状逐渐加重,药物治疗的效果会越来越差,此时需要外科手术治疗来解除下尿路症状及其并发症。

由于许多患者缺乏前列腺增生的科普知识,加上观念陈旧,以为前列腺增生就一定要开放手术才能解决问题,担心或害怕手术造成的创伤和并发症,因此未能及时决断、治疗,耽误了最佳的治疗时间,造成尿路结石、感染、血尿、肾积水、慢性肾功能不全等,严重的还会引起尿毒症。

随着科技的发展,泌尿外科领域涌现出了多种用于治疗前列腺增生的微创技术,其中激光技术获得了广泛的推广应用。激光技术具有出血少、效率高、创伤小、恢复快等优点,特别适合年龄较大且合并有心、肺、脑等基础疾病的患者。目前临床上常用且比较成熟的激光有钬激光、绿激光、铥激光、半导体激光等,而根据各种激光不同的物理特性、前列腺的体积大小以及患者的身体情况,前列腺增生的激光手术方法也是多样的,主要有前列腺汽化术、前列腺汽化切除术和前

列腺汽化剜除术。虽然各种激光各有其特点，临床应用的术式也多样，但均被临床应用证实为安全有效的方法。

（施国伟）

---

—— 专家简介 ——

**施国伟**

---

施国伟，主任医师，硕士研究生导师。复旦大学附属上海市第五人民医院泌尿外科主任。擅长泌尿系结石、肿瘤、梗阻等疾病的诊断与治疗，在泌尿外科微创手术方面，特别是在经尿道激光前列腺切除、腹腔镜手术、盆底及尿失禁手术方面颇有造诣。

## 58. 钬激光治疗前列腺增生有什么优势

20 世纪以前，经尿道前列腺电切术是前列腺增生的主要手术方式，但该手术存在术中出血多、易发生电切综合征、手术时间较长、腺体切除不彻底等问题，导致很多前列腺增生患者因手术风险大而无法进行治疗。

近 20 年来，随着激光技术的进步以及激光在医学上的应用，前列腺增生外科治疗的方式也发生了改变，钬激光前列腺剜除术是其中最成熟、最受大家欢迎的一种手术方式。

钬激光前列腺剜除术是经尿道的微创手术，但可以达到开放手术的效果。术中将钬激光经尿道伸入前列腺部，利用钬激光的爆破切割效应，模拟开放手术中的手术刀，将前列腺沿包膜完整剜除下来，并推入膀胱里，然后用组织粉碎器将前列腺组织粉碎后吸出体外，从而解除梗阻，缓解症状。

钬激光前列腺剜除术集中了开放手术和微创手术的优点。首先，经尿道手术损伤小，同时又能较为彻底地切除前列腺组织；其次，止血效果好，术中出血少，因心脑血管病等需长期服用抗凝药物的高龄患者也可手术；最后，手术效果好，虽然因前列腺切除彻底，拔除导尿管后可能出现一过性的尿失禁，但通过锻炼及康复均可恢复。

因此，前列腺钬激光剜除术有望取代传统的电切术，成为前列腺外科治疗的金标准。

（高小峰）

## 59. 铥激光能治疗前列腺增生吗

铥激光是近年来出现的一种新型激光,聚集了绿激光"汽化"方式和钬激光"切割"技术的诸多优点。由于其切割速度快、出血少、去除组织多、手术方式灵活、可剜除也可以汽化,被广泛应用于前列腺增生的治疗。术前可不需停用阿司匹林等抗凝药物。

该手术属于微创的方式,在对患者麻醉后,用特殊的电切镜插入尿道,然后经过电切镜特殊通道插入激光光纤,对准前列腺组织发射激光,将增生的前列腺腺体像剥橘子一样剜除,然后推入膀胱,利用组织粉碎器进行粉碎后吸出膀胱;或者利用铥激光强烈的汽化功能,对增生的前列腺腺体进行汽化切除,形成比较宽敞的排尿通道,从而改善排尿困难的症状。

（龚　旻）

—— 专家简介 ——
### 龚　旻

龚旻,复旦大学附属浦东医院主任医师,泌尿外科主任。中国中西医结合学会泌尿外科专业委员会委员,上海市医学会激光医学专科分会泌尿外科专业委员会副主任委员。擅长泌尿系肿瘤的开放性根治、前列腺增生症的外科整体治疗、泌尿系结石微创治疗,以及男科疾病的诊治。

## 60. 绿激光治疗前列腺增生有什么优势

目前临床治疗前列腺增生,早已不需要采用开放手术,也就是"开大刀"的方式了。包括经尿道前列腺电切术、前列腺剜除以及绿激光前列腺汽化等微创手术方式,都可以获得安全有效的治疗效果。其中,绿激光前列腺汽化术因其创伤小、术中出血少、术后恢复快尤其受到患者欢迎。

绿激光是波长为 532 纳米的激光,它的特点是组织穿透浅,只有 0.8 毫米,可被血液中的血红蛋白高度吸收,而对水则相对不吸收,因此被称为"在水环境下对软组织进行汽化切除的最理想工具"。在手术中,医生由患者尿道置入观察镜和绿激光光纤,直至前列腺部位。绿激光从光纤射出后,其能量完全被前列腺组织吸收。前列腺腺体组织在激光能量的作用下形成气泡并被水冲走。前列腺组织汽化后留下厚度为 1～2 毫米的凝固层，凝固层内的血管被封闭，起到有效止血作用，因此患者术中出血很少，同时避免了"水中毒"并发症的发生。

接受绿激光前列腺汽化术治疗的患者，术后一般不需要进行膀胱冲洗，大部分患者术后第二天即可拔除导尿管出院。由于绿激光前列腺汽化术具有术中出血少、留置导尿管时间短、患者创伤小、术后恢复快、口服抗凝药物者无需停药等优点，尤其适合服用抗凝药物、高龄、高危以及担心手术并发症的前列腺增生患者。

（阴　雷）

— 专家简介 —

## 阴　雷

阴雷，海军军医大学附属长征医院泌尿外科副主任医师，副教授，硕士研究生导师。中国医师协会内镜医师分会内镜诊疗质量管理与控制专业委员会副秘书长，上海市医学会激光医学专科分会泌尿外科学组委员。泌尿外科临床经验丰富，擅长泌尿系统肿瘤以及前列腺增生、泌尿系统结石等疾病的临床诊治。

# 61. 什么是"1470 激光"



95 岁的余老伯长期被前列腺增生导致的排尿困难所折磨，导尿管是插了拔、拔了再插。余老伯及家人早想手术治疗，却因老伯年龄过高，并有严重的心脑血管疾病，需要口服抗凝药物，担心手术风险极大而作罢。老伯因疾病的困扰精神状态越来越差，子女经多方打听得知"1470 激光"的性能后，果断采纳手术的建议。余老伯术后 5 天顺利出院，"扔掉"了导尿管的他恢复了往日的笑容。

"1470 激光"是众多治疗前列腺增生激光中的一种，因其波长为 1470 纳米而得名。1470 纳米激光的波长特性使水和血红蛋白联合吸收率大为提高，激光能量可同时被水和血红蛋白选择性吸收，从而使其产生了非常好的组织消融和止血能力。另外，1470 纳米激光的组织凝固深度较厚，因此可减少出血量及冲洗液吸收，手术过程中对患者身体的内环境影响较小。1470 纳米激光组织吸收率较强且穿透深度较浅，因此，在进行腔内前列腺手术时不仅能避免对正常组织的损害，有效减少组织产生坏死的区域，且对组织切割更具有效率。

目前 1470 纳米激光可应用于多种泌尿外科疾病的微创手术，如良性前列腺增生单纯汽化、汽化切除及剜除术，膀胱肿瘤的切除术，尿道狭窄的腔内切开术，尖锐湿疣等体外组织的汽化切除等。高功率激光的钻孔效应结合脉冲模式产生的冲击波，达到瞬间爆裂结石，也可应用于部分膀胱结石的治疗。

（施国伟）

# 62. 不能停抗凝药，不能做电切手术，怎么办



王大爷今年 80 岁了，患前列腺增生，排尿困难，感到很痛苦。因为吃药没有效，医生建议手术。可他有冠心病，长期口服抗凝药，不能停药，做电切手术风险很大。

不少高龄前列腺增生患者常合并有心脑血管疾病，需要长期口服抗凝药物治疗。传统的电切手术，因抗凝药物会增加术中、术后出血的风险，通常术前至少停药 1 周。可一旦停药，又增加血栓形成、心脑血管意外的风险。大量高龄患者因此无法接受手术，不得不忍受长期排尿困难甚至留置导尿管的痛苦。

随着激光技术的进步以及在医学上的应用，前列腺增生外科治疗的方式也发生了改变。"龙激光"技术就是众多前列腺激光手术的方法之一。龙激光汽化消融功能强大，迅速高效，尤其适用于前列腺组织的汽化切除。前列腺组织汽化后，创面形成一层凝固带，可封闭血管，起到有效的止血作用，还可显著减少冲洗液的吸收，保证极好的手术视野。龙激光止血效果也相当卓越，术中几乎"零"出血。龙激光进行前列腺汽化和剜除手术时，始终沿外科包膜为界限进行，可使前列腺切除更为彻底，显著降低术后前列腺增生的复发率。大量临床实践表明，与传统前列腺电切手术相比，龙激光切除术可明显降低术后出血、膀胱填塞等并发症的发生率。可显著缩短术后留置导尿时间和住院天数，使患者早日恢复健康。高龄和高风险患者有良好手术耐受性和接受度，患者术前也无需停用抗凝药物，极大地提高了手术的安全性。

（高　鹏）

## 高　鹏

高鹏，复旦大学附属华山医院泌尿外科副主任医师。上海市医学会激光医学专科分会泌尿外科学组委员兼秘书。擅长泌尿系结石、肿瘤及前列腺疾病的微创治疗，尤其是腹腔镜、输尿管软/硬镜、经皮肾镜及各种激光手术。

# 63. 前列腺增生合并膀胱结石怎么治疗

膀胱结石患者往往合并前列腺增生，传统的手术包括膀胱切开取石和前列腺电切，会给患者带来出血、伤口感染，甚至电切综合征等并发症。随着激光技术的发展，前列腺增生合并膀胱结石再也不需要开刀治疗了，这一切得益于大功率钬激光的问世。

钬激光与组织接触后，能量可被表层组织吸收，具有极好的爆破能力和组织切除能力，可以在短时间内让膀胱结石"灰飞烟灭"。同时，利用钬激光的组织切割能力，将增生组织从包膜内完整地剜除，使之整块脱入膀胱，再用腔内组织粉碎机将切下的组织由大化小，最后从尿道将组织吸出体外。

大功率钬激光在切除前列腺时，瞬时凝固微小血管，整个切割过程出血少，甚至仅几毫升至十几毫升，理论上不会发生低钠血症或电切综合征。同时钬激光束对周围组织损伤小，可以保护阴茎勃起神经，患者术后出现勃起功能障碍的情况更少。长期疗效表明，钬激光前列腺剜除术安全性优于电切术，尤其对前列腺体积过大或其他原因无法进行电切手术的患者，钬激光前列腺剜除术更显示出其优越性和安全性。有了钬激光这个武器，前列腺增生合并结石的患者能够"一气呵成"，得到安全有效的微创治疗。

（康　健）



## 康　健

康健，主任医师，硕士研究生导师。上海市医学会激光医学专科分会委员，上海交通大学医学院附属新华医院泌尿外科副主任。擅长前列腺疾病和泌尿系统肿瘤、结石的微创治疗。

## 64. 激光能治疗膀胱肿瘤吗

膀胱肿瘤可以通过激光来治疗，但是并非所有的膀胱肿瘤都适合。医生要根据肿瘤分期以及患者自身条件不同，并结合实际情况采取不同的方法来治疗膀胱肿瘤。一般而言，对于浅表（没有侵犯膀胱肌层或者侵犯肌层较浅）的肿瘤可以用激光来治疗。激光可以把肿瘤及其附着的膀胱黏膜、黏膜下层及全部肌层完整切除，切缘无癌细胞残留，因此激光治疗浅表性膀胱肿瘤的效果与传统的经尿道的电切手术相当。

用于治疗膀胱肿瘤的激光有钬激光、绿激光及两微米激光等多种选择。由于激光的一些独到的优势，应用激光治疗膀胱肿瘤的出血少、膀胱穿孔少（无闭孔反射）、短期的肿瘤复发率和并发症的发生率也比较低，患者术后的排尿功能和生活质量也比较高。目前，通过激光切除的膀胱肿瘤组织结构完整，方便病理医生及临床医生对肿瘤进行评估和分期，这样有利于指导后续治疗方案的选择。因此，对于有适应证的患者而言，激光治疗膀胱肿瘤是一种安全有效的新方法。

应该强调的是，与手术一样，激光治疗并不是一劳永逸的方法，治疗后，医生会根据相应的病理结果制订下一步的治疗方案，同时患者也应该定期进行复查，以便能根据复查的结果及早做出相应的临床决策。

（王　杭）

—— 专家简介 ——

### 王　杭

王杭，复旦大学附属中山医院泌尿外科肾肿瘤亚专科主任，副主任医师，硕士研究生导师。上海市医学会泌尿外科专科分会尿控整形学组委员，上海市医学会激光医学专科分会泌尿外科学组委员，复旦大学泌尿外科研究所专家委员会委员，擅长肾肿瘤和前列腺尿控相关疾病的诊治，尤其是复杂肾肿瘤保肾手术。

## 65. 光动力疗法能代替手术治疗膀胱肿瘤吗

传统的治疗方法不能有效控制膀胱肿瘤的复发，当患者不愿意做手术时，光动力疗法是一种替代的方法。近几十年来，光动力疗法在加拿大、美国、法国、日本等发达国家已被正式批准用于肿瘤的临床治疗。它是利用肿瘤细胞选择性地吸收和潴留光敏剂，然后在特定波长的激发光的照射下，光敏剂从基态跃迁至激发态，激发态的光敏剂不稳定，会返回基态，同时形成活性氧类物质，引起细胞毒作用，造成肿瘤细胞的直接杀伤和肿瘤血管的堵塞。除此之外，光动力还有免疫调节作用。

光动力疗法治疗膀胱癌尚处于临床试验阶段，大多用于常规膀胱癌治疗后复发的浅表性膀胱癌患者。恶性程度高的原位癌、不想做全膀胱手术的患者，可以行光动力替代治疗。晚期患者失去手术机会和其他治疗无效时，可以接受姑息治疗。虽然光动力治疗缺乏肿瘤的特异性和靶向性，缺乏理想的光敏剂以及有膀胱挛缩等不良反应。但它也有自身的优势，局部给药不良反应小、不会产生耐药性的特点，将使它在膀胱肿瘤的治疗中发挥越来越大的作用。

（韩邦旻）

## 66. 什么办法可以对肾盂肿瘤做保肾治疗

肾盂肿瘤中尿路上皮癌占绝大多数，标准的治疗方案是肾输尿管全长切除加膀胱与输尿管相连部分切除。然而对于一些特殊患者，单纯切除肿瘤，留下正常的肾脏能最大限度地保护肾功能，提高生存质量，改善预后。肾盂肿瘤保肾的治疗方法包括：开放手术肾盂肿瘤切除或烧灼；通过输尿管镜或经皮肾镜下采用激光汽化切除或电烧灼肾盂肿瘤。对于肾盂肿瘤采用保肾方案有严格的适应证，包括：①孤立肾，先天性、手术或外伤因素导致；②双侧上尿路肿瘤；③慢性肾功能不全；④一般情况差无法耐受大手术，或要求保留肾脏者。

20 世纪 80 年代就有国外报道了应用经皮肾镜技术治疗上尿路移行细胞癌。随着内镜和激光技术设备的进步，通过内镜下激光汽化切除逐渐应用于临床，并成为肾盂肿瘤保肾治疗的首选。目前主要适合于低级别非浸润性、低分期的尿路上皮癌的治疗，并取得了良好效果，对于高级别、浸润性肿瘤尚有待大规模随访研究探讨。内镜下激光治疗虽是微创，但仍有并发症，包括肾盂、输尿管穿孔、黏膜撕脱、出血、严重感染、尿性囊肿等。

总之，选择合适适应证的肾盂肿瘤患者，通过内镜下激光汽化切除肿瘤保肾治疗，可以在延长生命、改善生活质量等方面起到积极的作用。

（薄隽杰）

# 67. 独肾长了肿瘤，如何保肾治疗



老李三年前患右肾癌，切除了右肾。现在又查出左输尿管肿瘤，不想再切肾了。有什么好办法吗？

对于输尿管肿瘤的治疗，如果是恶性的，标准的治疗方法是将输尿管肿瘤这一侧肾、输尿管全长以及与输尿管连接的一小部分膀胱切除。但是该患者右肾已经因为肾癌被切除了，如果再把左肾切除，那么他就没有肾脏了。大家知道，肾脏是人体最重要的排泄器官，它的作用是排除体内的代谢废物和水。如果两个肾脏都没了，就会导致尿毒症，从而就需要终身血液透析或是肾脏移植，这样会严重影响生活质量。

那么能不能有一个两全其美的方法：既可以把输尿管肿瘤切除干净，又能保留肾脏呢？答案是肯定的。我们可采用输尿管镜下激光肿瘤切除术。输尿管镜是一根又细又长的内镜，利用人的自然腔道，从尿道进入到膀胱，再从膀胱的输尿管开口进入到输尿管，看到肿瘤后，在输尿管镜中的通道内置入激光纤维，用激光将肿瘤切除。激光有很好的切割力和烧灼能力，同时对人体组织的穿透深度很浅。由于输尿管壁非常薄，很容易被穿透，因此使用激光切除输尿管肿瘤，既可以达到肿瘤彻底切除并减少出血的目的，又可以减少对输尿管的损伤，使得组织修复迅速。

输尿管镜加上激光切除输尿管肿瘤的方法由于其手术创伤小，能保留肾脏，而且即使肿瘤复发也可以再次实施手术，因此适用于独肾、对侧肾功能不好以及年老体弱不适宜根治手术的患者。

（王浩飞）

—— 专家简介 ——

## 王浩飞

王浩飞，上海交通大学医学院附属瑞金医院泌尿外科副主任医师。上海市医学会激光医学专科分会泌尿学组委员。擅长各种泌尿疾病微创手术，包括前列腺、泌尿系统结石以及肿瘤的激光治疗和腹腔镜手术。

## 68. 激光治疗膀胱肿瘤后要注意些什么

应该认识到，肿瘤的治疗不会是一劳永逸的事情。膀胱肿瘤接受激光治疗之后，如果短期内没有特别的并发症，在生活中至少应该注意两方面的事情。

首先是随访，目前随访的金标准仍然是膀胱镜检查，检查过程中一旦发现异常，均应行活检及病理检查。超声学、尿脱落细胞学、排泄型尿路造影等检查也有一定的价值，但均不能完全代替膀胱镜检查。对于没有侵犯肌层的膀胱肿瘤，一般推荐患者在术后 3 个月时进行第 1 次膀胱镜检查，但如果存在手术切除不完全、肿瘤发展迅速可适当提前，医生会根据膀胱癌复发和进展的危险程度决定随访的方案。高危患者推荐前 2 年每 3 个月行一次膀胱镜检查，第 3 年开始每 6 个月一次，第 5 年开始每年 1 次。低危患者如第 1 次膀胱镜检查阴性，建议术后 1 年时行第 2 次膀胱镜检查，之后每年 1 次直到第 5 年。中危患者随访方案介于两者之间，依据患者个体预后因素和一般情况决定。患者在随访过程中，应该及时、如实地向医生反应情况，以便医生综合判断，决定方案。

除了随访之外，患者还应注意保持良好的生活习惯，注意休息，避免过度劳累，保持乐观的心态，同时要避免接触一些可能的致癌物质，如香烟、有毒的化合物等。

（王　杭）

## 69. 激光治疗输尿管肿瘤后要注意什么

输尿管肿瘤最常见的是尿路上皮癌，可分为低度恶性潜能、低级别、高级别这三个等级。肿瘤分化程度及浸润深度是决定预后的主要因素。能够使用激光通过输尿管镜下切除的肿瘤一般属于低级别、低分期的肿瘤，而且是局限性的、还没有穿透输尿管壁的。

尿路上皮癌术后的复发率高达 25%～40%，复发的肿瘤分期可能有进展，而且肿瘤有在全尿路转移的可能，因此，手术后严格的随访和治疗非常重要。首先必须严格遵照医嘱按期接受膀胱灌注化疗，一般术后 4～8 周每周 1 次，之后每月 1 次，维持 6～12 个月。随访膀胱镜也很重要，通常每 3 个月要做 1 次膀胱镜检查。除常规的下尿路检查以外，还要定期对上尿路情况进行检查，方法有 B 超、CT 尿路三维成像、磁共振水成像及输尿管镜等。具体的化疗和随访安排，出院时医生都会告诉患者，如有不清楚的请及时追问。如果在随访期间出现血尿或腰痛等症状，则应该及时就诊检查。术后每天保持进水量 2 000～3 000 毫升，多吃一些含有维生素 A 的食物，少食用牛奶、芹菜、紫菜及干红枣等含钙丰富的食物。

（杨　鲲）

—— 专家简介 ——

**杨　鲲**

杨鲲，副主任医师，复旦大学附属静安区中心医院泌尿外科副主任。上海市医学会激光医学专科分会青年委员，上海市医学会男科专科分会青年委员。擅长前列腺疾病、尿路结石、泌尿系肿瘤、男性不育等泌尿系统和男科疾病的治疗与研究。

# 70. 膀胱肿瘤合并结石者该如何治疗

经尿道电切术治疗膀胱肿瘤容易出现膀胱出血及膀胱穿孔等并发症，用大力钳碎石时容易损伤膀胱黏膜导致膀胱出血，亦容易导致尿道损伤。对于膀胱肿瘤合并膀胱结石的患者，以上方法不但增加了手术的难度，而且术后并发症也会增多。钬激光技术的出现，为膀胱肿瘤合并膀胱结石的治疗提供了一种崭新的方法。钬激光具有良好的碎石和软组织切割功能，还有以下优点：①使用较细的镜鞘手术，减少了导致尿道损伤的可能；②不会刺激闭孔神经，能有效避免膀胱穿孔及尿外渗等并发症；③治疗膀胱肿瘤时不受病变位置限制；④手术野清晰，切割深度可控，止血效果良好，安全性较高，高龄高危患者亦适合；⑤在汽化同时破坏脱落的癌细胞，同时可封闭肿瘤蒂部周围的微血管及淋巴管，减少了癌细胞的种植扩散。

钬激光可以在一次手术中同时处理两种疾病，相当于"一箭双雕""一石二鸟"，又大大提高了手术的效果和安全性，在治疗膀胱肿瘤合并膀胱结石的患者时，突显了其独有的优势。

（杨　鲲）

## 71. 前列腺增生合并膀胱肿瘤该如何治疗

患膀胱肿瘤的老年男性往往合并前列腺增生,而前列腺增生常引起的膀胱出口梗阻,膀胱出口梗阻可以引起尿液残留,对膀胱肿瘤的预后有不利的影响。所以,膀胱肿瘤合并前列腺增生患者的治疗对于泌尿外科医生而言是一个棘手的问题,如果同期手术,则担心肿瘤细胞种植转移到前列腺部尿道。

有研究表明,若肿瘤体积小于 3 厘米、病理分期 Ta、T1 期、肿瘤未侵及肌层,可以同期经尿道膀胱肿瘤电切加经尿道前列腺电切术,该术式并不增加膀胱肿瘤的复发及种植转移的概率。大多数医生给予的建议如下。

如果膀胱肿瘤较大而前列腺增生能够药物控制,则先行膀胱肿瘤电切,前列腺增生继续药物控制。

所有膀胱肿瘤患者,术后必须定期进行抗肿瘤药膀胱灌注,定期复查膀胱镜。因此,对前列腺增生合并膀胱肿瘤的患者,建议先行膀胱镜检查,根据术中情况再决定手术方式。

(龚　旻)

## 72. 车祸后的尿道狭窄能用激光治疗吗

车祸后的尿道狭窄多数为后尿道狭窄,也有部分患者为前尿道合并后尿道多处狭窄。遇到复杂性的尿道狭窄,不是普通的尿道扩张或者冷刀切割就能解决的。输尿管镜下钬激光尿道瘢痕切开,就很好地解决了这一问题。

输尿管镜本身较细,可以在不过分扩张尿道的情况下,对狭窄部位进行观察扩张,而且通过输尿管镜可以置入导丝作为指引。钬激光具有良好的切割和消融作用,而且组织热效应深度为 0.5 毫米,可以很好地控制切割深度。钬激光联合输尿管镜技术在大多数情况下能够使操作在直视下进行,能够更好地控制切割的长度和深度,是治疗尿道狭窄与闭锁再通的有效方法。

### 特 别 提 醒

如果狭窄段超过 1 厘米就不合适选择激光手术了,而需要行开放性手术。具体情况,还是要请患者去医院检查后,由医生决定最佳的解决方案。

(康　健)

## 73. 先天性肾盂输尿管连接部狭窄能用激光治疗吗

先天性肾盂输尿管连接处狭窄是一种较为常见的先天性青少年泌尿系统疾病。其发病隐匿，随着病情的发展会出现腰腹部胀痛不适、血尿、反复尿路感染，以及并发肾积水、结石、患肾功能丧失等一系列症状。治疗的手段包括开放的肾盂成形术、腹腔镜下肾盂成形术和内镜下激光肾盂输尿管切开术，其中激光肾盂输尿管切开术具有操作简单、创伤小、并发症少、恢复快、安全有效等优点。

但需要指出的是，不是所有的先天性肾盂输尿管连接处狭窄均可以采用激光切开的方式。有以下情况者不推荐激光手术：①术前影像学检查或者内镜下检查提示狭窄段超过 2 厘米；②患者的肾功能已经恶化，且有重度肾积水的表现；③壁外因素压迫，比如异位血管牵拉压迫，被认为是影响激光肾盂内切开术成功的潜在因素。

因此，对于先天性输尿管肾盂连接处狭窄的治疗方法，需要对病情全面了解之后进行选择。狭窄病因的明确诊断、狭窄程度的判断、肾功能的评定非常重要，直接决定着手术的方式。如果不能满足激光治疗条件的，则需要考虑开放性或者腹腔镜下手术。

（吕坚伟）

—— 专家简介 ——

### 吕坚伟

吕坚伟，上海交通大学医学院附属仁济医院泌尿外科副主任医师，硕士研究生导师，上海市医学会激光医学专科分会委员，中华医学会男科学分会生殖整形学组委员，中华医学会泌尿外科学分会尿控及整形学组委员。擅长复杂性排尿功能障碍诊治，激光治疗泌尿系畸形，激光盆底私密整形等。

## 74. 包皮过长能用激光治疗吗

除了传统的包皮环切术和各种包皮环切器外，包皮过长还能采用激光治疗。包皮过长是指过长的包皮将龟头完全包裹，致使尿道外口不显露，但包皮仍能上翻露出冠状沟。由于包皮将龟头包裹，龟头和冠状沟的分泌物不能及时清除，积存于包皮下，刺激包皮和龟头，引发包皮龟头炎，细菌也会分解包皮垢产生较强的异味。此外反复发作的包皮龟头炎还会导致阴茎癌，因此包皮过长不容小视。

包皮激光切除术一般采用二氧化碳激光，利用激光的热能切割包皮内外板，同时凝固封闭血管，起到切除和止血作用，切除多余的包皮后再间断缝合切缘。包皮激光切除术具有操作简单、不出血或出血少、切缘整齐、外形美观等优点。术中大多数小血管被激光封闭，不需结扎止血，减少皮下线结形成。但包皮激光切除术跟其他的包皮手术方式一样，需要由专业的医生进行操作，术中根据不同的个体情况决定切除包皮的多少、激光能量的高低。

## 特别提醒

包皮龟头炎发作期间禁忌行包皮环切术，应待炎症控制后进行。术前要清洗局部，清除包皮垢。术后一般口服抗生素2～3天预防感染。可口服少量雌激素减少阴茎勃起，预防切口裂开。术后由于淋巴液回流障碍，可出现龟头水肿，但一般随时间的推移会逐渐消失。

（王　伟）

—— 专家简介 ——

### 王　伟

王伟，复旦大学附属第五人民医院副主任医师，上海市科普作家协会会员，上海市医学会激光医学专科分会泌尿外科学组委员，中华医学会临床流行病学分会青年委员，上海市医学会临床流行病学和循证医学专科分会青年委员会秘书。擅长前列腺疾病、泌尿系肿瘤、泌尿系结石、肾上腺疾病、男性外生殖器疾病等的诊治，熟练掌握泌尿外科微创手术。

## 75. 激光能治疗前列腺肿瘤吗

对于局限性的前列腺肿瘤，手术切除是重要的治疗手段，包括开放手术、腹腔镜手术、机器人辅助的手术，以及一些特殊治疗，包括高能聚焦超声、冷冻、放疗、放射粒子植入等。但是激光对于前列腺肿瘤的治疗意义不大，因为激光只能用于手术，但前列腺肿瘤的手术治疗，其首要目的是最大限度地清除肿瘤，在此基础上，要保留患者的尿控功能和勃起功能，保证患者的生活质量。激光手术非常适于前列腺增生的治疗，经尿道切除增生的前列腺，但是不能把前列腺完整切除,因此,不能用作前列腺肿瘤的根治性手术治疗。

但是,部分晚期前列腺癌患者出现下尿路梗阻,排尿困难,可以在内分泌治疗的基础上,采用激光切除部分前列腺,解除下尿路梗阻,使患者能够排尿通畅。激光手术具有更好的止血效果,使手术更加安全。另外,对于部分患者,采用激光手术尽可能切除前列腺肿瘤组织,在此基础上加上内分泌治疗,效果可能更好,也就是所谓的"减瘤手术"。

## 特别提醒

晚期前列腺肿瘤的标准和基础治疗是内分泌治疗,也就是去势治疗,因此激光手术后仍然要坚持进行去势治疗,这是必须要明确的。

(韩邦旻)

# 76. 慢性前列腺炎药物治疗无效,能用激光治疗吗

慢性前列腺炎是泌尿外科门诊的常见疾病之一,主要症状包括尿频、尿急、尿痛、尿道滴白(尿道口出现白色分泌物)、会阴部(肛周、耻骨上、腹股沟、阴囊、尿道等)疼痛、腰酸等。慢性前列腺炎的治疗多采用抗感染药物、$\alpha$ 受体阻滞剂、M 受体阻滞剂和中成药等,但相当一部分患者疗效欠佳。这是因为前列腺腺泡上皮的类脂质膜有屏障作用,阻止大多数抗菌药物从血浆向前列腺腺泡内弥散,影响了腺泡内抗菌药物的浓度,达不到杀菌的目的。此外,慢性前列腺炎还包括非病原体致病的亚型,又称慢性骨盆疼痛综合征,这可能是临床中最常见的类型,且使用抗感染药物无效。

激光为我们提供了另一种治疗手段。慢性前列腺炎的激光治疗有经直肠前列腺部激光照射、经尿道前列腺部激光照射、激光穴位照射多种方式,常用的是氦-氖激光,这种激光的能量较低,不会直接汽化、凝固组织,也不能直接杀灭细菌,但照射前列腺部可以改善前列腺组织内的血液循环,增加白细胞的吞噬能力,起到消炎的作用。激光照射穴位,可以影响人体经络,调节阴阳平衡和气血运行,还能促进内源性吗啡样物质合成,起到止痛作用。激光治疗和其他治疗方法(如前列腺按摩、热水坐浴等)同时使用,可以提高治疗效果,此外还要保持良好的心态、避免过度劳累和久坐,限制辛辣食物和酒精饮料。

(王　伟)

# 耳|鼻|喉|科|篇

## 77. 激光可以治疗喉癌吗

　　激光听起来很高级,好像离普通老百姓比较遥远。其实我们的生活中激光还是很多见的,譬如激光笔、DVD 机中的激光头等。虽然有部分激光是比较危险的,但只要应用得当是可以给我们带来很大益处的。在医学领域,激光就有很广泛的应用。医用激光中,大部分是利用激光的高能来烧灼或切割组织,激光手术有出血少、损伤少、术野清晰的优点。喉癌可以分为声门上型、声门型、声门下型、贯声门型。按照喉部肿瘤侵犯的范围、淋巴结有无转移及有无远处转移进行分期。早期的喉癌,是指病变的范围较小、较局限,浸润的程度较浅,没有淋巴结及远处转移。因为病变比较局限所以可以用激光进行切割或者表面的烧灼,以达到微创去除病变的目的。早期喉癌,尤其是声门型喉癌,激光手术较传统手术有很大的优势,如创面小,可以良好地保留喉的功能,术后清醒后就可以进食。对于范围较大、浸润深的喉癌,激光就不能很彻底地切除,所以激光可以治疗早期的喉癌,晚期喉癌还需要传统的手术进行切除。

### 特|别|提|醒

　　虽然激光治疗早期喉癌很有效,损伤又小,但术后一定要注意定期随访,毕竟是恶性肿瘤,不管切除得多么彻底,都不能保证百分之百不会复发。

(姜　辉)

—— 专家简介 ——

### 姜　辉

　　姜辉,副主任医师,复旦大学附属金山医院耳鼻咽喉头颈外科副主任,上海市医学会激光医学专科分会委员,上海市医学会耳鼻咽喉头颈外科专科分会青年委员。擅长耳鼻喉科常见病多发病的诊治,如中耳炎的耳显微外科手术,慢性鼻窦炎、鼻息肉等的功能性鼻内镜手术,声带息肉等的喉显微外科手术,喉癌的全喉、半喉切除及其他头颈部肿瘤手术和功能重建术。

## 78. 激光对喉的癌前期病变有效吗

喉癌是耳鼻咽喉头颈外科中比较常见的恶性肿瘤。有许多喉部的疾病可以转变成喉癌，尤其是反复多次发作后转变成喉癌的概率更大，这些疾病我们称之为癌前病变。这些病变早期处理得好，就可以抑制其发展成喉癌。喉的癌前期病变主要有慢性肥厚型喉炎、喉角化症、喉乳头状瘤、声带白斑等。早期的表现主要是声嘶、喉的异物感、咽痛等，有时也可以无明显症状。因为喉的这些癌前期病变大部分浸润得比较浅，范围相对较局限，没有淋巴结及远处转移，所以只要局部切除干净就可以了。传统手术有时容易出血，术野欠清楚，不能很好地切除彻底。激光手术，由于激光释放的高能，可以边切边凝固，可以做到基本不出血，术野很清晰，有利于病变彻底切除，减少复发或不复发。特别是光动力治疗，基本无创伤，且效果很好，远期的疗效要优于传统手术。但激光手术不是万能的，虽然对喉的癌前期病变有良好的疗效和较低的复发率，但因为患者本身体质的不同，还是有一定的复发率。不能因为激光的疗效很好，就认为做了激光手术就万事大吉了。术后还是要定期随访，如果发现问题也可以早处理，以免疾病发展到更严重的地步。

（姜　辉）

## 79. 激光治疗喉癌安全吗

激光治疗喉癌是利用激光释放的高能对病变组织进行切割或汽化，以达到切除病变的目的。很多患者一听"激光"就与脑海中的激光武器联系起来，觉得很恐怖，也有很多患者听到"激光治疗"就认为是高科技，切除肿瘤、治愈喉癌不在话下，这两种观点都有些偏颇。激光治疗的安全包括术中的安全和术后的安全。术中的安全是指应用激光进行手术是不会对患者及医务人员造成额外的伤害；术后的安全是指术后的并发症较少，复发的概率较低。激光治疗喉癌的手术过程中，只要操作得当，不仅不会出现额外的损伤，而且损伤比传统手术要少很多，术后恢复也比传统手术要快很多。因为激光的光束较小，能量较集中，不具有放射性，所以对患者不会有非手术部位的影响。关于术后的安全，由于激光的微创性，所以术后的并发症要比传统手术少很多，喉部的功能保留比传统手术要好。但由于激光手术对骨性结构的切割效果差，所以一些晚期的肿瘤不适合选用激光进行手术，以避免由于切除不够彻底导致复发。

（姜　辉）

## 80. 激光治疗耳鼻喉科疾病的优势与劣势

激光在耳鼻咽喉科的应用很多很广，在耳部、鼻部、咽喉部以及头颈部都可以应用到激光治疗。在不同的部位、对不同疾病有不同的激光治疗方法。耳鼻咽喉科常用的激光治疗方法有：①光刀切割；②凝固、烧灼、汽化；③照射；④光敏疗法。激光疗法比传统方式的优点有：①出血少或不出血；②组织反应轻、患者痛苦少、康复快；③感染率低；④肿瘤扩散转移少；⑤患者乐于接受；⑥激光与光导纤维结合更便于耳鼻喉腔洞内疾病的治疗。

激光有诸多的优势，当然与传统的治疗方法一样，也有或多或少的不良反应。不同的激光治疗方法有不同的优势也有不同的劣势，如果选择不当，会造成两种后果，一是达不到治疗的预期效果，二是会造成治疗过度，导致局部的缺损、穿孔等。激光的量也要严格控制，根据病情的轻重选择不同的剂量，如选择不当可能会造成上述的两种后果，或延长手术的时间。术后的照射康复治疗也是如此，如照射时间过长可能造成局部的坏死。另外，激光过强的光线及切割或烧灼时产生的气体会对患者的视力及呼吸道造成不良影响。如长时间注视激光会影响视力、严重者可导致白内障甚至失明，所以不仅是患者要做好防护，实施手术及治疗的医务人员也要做好个人的防护。

总之，激光会有一些传统手术、治疗之外的风险，但只要选择了适当的激光、适当的激光量，做好相应的防护，激光不仅不会产生额外的不良反应，而且有比传统手术治疗更好的疗效和更低的不良反应。

（姜　辉）

## 81. 激光可以治疗鼻炎吗

激光可以治疗鼻炎，例如过敏性鼻炎、慢性肥厚性鼻炎等。虽然激光治疗不是鼻炎的首选治疗方法，但对于药物治疗效果不明显或者药物依赖的患者，尤其是鼻塞症状明显的患者，都可以考虑激光微创治疗。鼻塞是鼻炎患者所有症状中最影响生活质量的一种，会严重影响睡眠，引起头晕、缺氧等，所以鼻腔通气的改善可以大大提高患者生活质量。

激光治疗鼻炎的特点、方法、疗效以及适应证如下。

（1）特点：门诊微创手术，数分钟即可完成，痛苦小，出血少，不影响患者的日常生活，治疗后患者即可上班，无需请病假休息。

（2）方法及疗效：激光治疗是激光光纤在鼻黏膜下进行插入式治疗，对鼻腔黏膜没有损伤，术后也不会有并发症。该治疗可以明显改善鼻塞症状，使鼻腔通气变畅，减轻过敏症状，打喷嚏、流清涕、鼻痒等症状明显好转。

（3）适应证：过敏性鼻炎、慢性肥厚性鼻炎，尤其是药物治疗效果不明显，并伴有鼻塞症状的患者。

激光治疗鼻炎的术后反应以及处理方法包括：①术后24小时内反应稍明显，常伴有鼻塞、流涕且伴有少量血丝、打喷嚏等症状。术后3～7天基本没有症状。②为减少术后反应，术前、术后继续药物治疗，避免剧烈运动。③治疗的时机选择也非常重要，不要在鼻炎发作最厉害的时候采取治疗，最好在症状稍微控制一点的情况下治疗，效果更佳。

（张 菁）

# 82. 激光可以根治过敏性鼻炎吗

目前，过敏性鼻炎没有根治的方法，包括激光治疗也无法根治。过敏性鼻炎的主要症状为打喷嚏、流清涕、鼻塞及鼻痒。该病发病率非常高，目前全球至少有5亿发病人群。过敏性鼻炎是机体暴露于变应原后，主要由IgE（免疫球蛋白E）介导的鼻黏膜非感染性慢性炎性疾病。国内外大量的流行病学调查显示，近年来该病的患病率明显上升，过敏性鼻炎已成为主要的呼吸道慢性炎性疾病，给患者生活质量和社会经济均带来严重影响。常规治疗包括药物治疗、免疫治疗、手术治疗（手术主要指微创手术）等等。激光治疗是微创手术治疗的一种，可以明显改善鼻塞症状，使鼻腔通气变畅，减轻过敏症状，使打喷嚏、流清涕及鼻痒等症状明显好转。激光治疗是门诊微创手术，数分钟完成，痛苦小，出血少，不影响患者的日常生活，对鼻腔黏膜没有损伤，术后也不会有并发症。

## 特别提醒

过敏性鼻炎患者治疗后的预防也非常重要：①避免接触过敏原，保持周围环境清洁，如勤晒被子、洗床单，保持室内空气流通，不铺地毯，避免接触毛绒玩具和宠物等。②加强体育锻炼,增强免疫力。③避免感冒。④鼻腔冲洗也有一定的预防和治疗作用。

(张　菁)

## 83. 激光可以治疗鼻出血吗

鼻出血完全可以用激光治疗,而且疗效非常好。鼻出血是发病率非常高的一种疾病,至少有 60％的人会在一生中发生鼻出血。

出血部位多数发生于鼻中隔前下部的易出血区,有时可见喷射性或搏动性小动脉出血,反复鼻出血会使患者感到痛苦、紧张,也会给患者的工作和生活带来不便。对紧张、恐惧的患者应进行安慰,使之镇静,以免患者因精神因素引起血压升高,使出血加剧。鼻出血的治疗方法非常多,传统的方法包括鼻孔填塞、局部使用止血药物或血管收缩剂、化学烧灼、电凝、冷冻等。但传统的填塞方法不仅患者痛苦大,且只是暂时性止血,药物及化学烧灼等方法效果也欠佳。而激光微创治疗鼻出血却有其独特的优势。激光有方向性好、高能量的特性,激光手术创伤极小、出血少、痛苦小,在门诊即可完成手术,无需住院。Nd：YAG 激光能穿透软组织并散射,在深处起到凝固组织蛋白的作用,能闭塞直径为 0.5 毫米左右的血管,而不破坏黏膜表层,故对出血性疾病、血管扩张、血管性肿物或血供极丰富的肿物等效果更好。而且其输出是以直径 1 毫米的软光纤形式,通过鼻腔内镜引导,无论是鼻中隔出血或后鼻孔出血都可迅速找到出血点并到达出血点,更适于治疗鼻腔内出血,对于鼻腔血管瘤也有很好的疗效,而且激光微创治疗同传统手术一样可以进行病理诊断。激光治疗鼻出血是一种痛苦小,治疗中出血少或无出血的治疗方法,可以在很长的一段时间内防止再次出血,患者治疗当天就可以恢复工作和日常生活。

(张　菁)

## 84. 激光治疗鼻中隔血管瘤的效果如何

鼻腔血管瘤为脉管组织良性肿瘤之一。本病可发生于任何年龄,但多见于中青年。鼻腔血管瘤可分为毛细血管瘤和海绵状血管瘤,前者约占 80％,好发于鼻中隔,后者好发于下鼻甲。病因至今不明,可能与下列因素有关:①胚胎性组织残余;②慢性炎症;③外伤;④内分泌功能紊乱。反复鼻出血为本病的突出表现，每次出血量不等，出血多者可有继发性贫血，严重者可致休克。

激光作为一种光刀，较传统的手术刀有更大的优势。激光手术创伤极小，出血少，痛苦小，在门诊即可完成手术，无需住院。激光有方向性好、高能量的特性，激光可以聚集为一很小的光斑，运用不同的激光器和不同的输出方法，用于切除组织或凝固出血点，以保持术野清晰，从而快速完成手术。Nd：YAG 激光能穿透软组织并散射，在深处起到凝固组织蛋白的作用，能闭塞直径为 0.5 毫米左右的血管，而不破坏黏膜表层。故对血管性肿物或血供极丰富的肿物效果更好。而且其输出是以直径 1 毫米左右的软光纤的形式，更适于治疗深部肿物，对于部分鼻腔血管瘤有很好的疗效，而且激光微创治疗同传统手术一样可以进行病理诊断。

（张 菁）

## 85. 激光在分泌性中耳炎中的作用

分泌性中耳炎是以中耳积液和传导性耳聋为临床特征的非化脓性中耳炎。目前认为主要是咽鼓管功能障碍、感染和免疫反应引起的。其中咽鼓管功能障碍主要与咽鼓管堵塞、咽鼓管功能不良、自身免疫及中耳低毒性感染有关，导致中耳分泌吸收排液障碍，而发生中耳积液。咽鼓管功能障碍时，外界空气不能进入中耳，中耳内原有的气体逐渐被黏膜吸收，腔内形成相对负压，引起中耳黏膜静脉扩张、淤血，血管壁通透性增强，鼓室内出现漏出液；如负压不能得到解除，中耳黏膜可发生一系列病理变化。治疗关键是清除中耳积液，引出鼓室内积液，改善中耳通气引流，使中耳黏膜恢复正常功能。激光鼓膜造孔术是一种有效、简便、安全的手术方式，具有较高的临床应用价值。激光照射生物组织可产生瞬间高强度热效应、光化学效应、电磁场效应和生物刺激等效应，一般认为热效应是激光杀菌作用的主效应，其热效应主要由红外波段的激光辐射引起。激光鼓膜造孔可使鼓膜形成碳化边缘，减少穿孔边缘血供，延长愈合时间，使引流更充分，改善中耳通气，使中耳黏膜恢复得更好，同时克服了鼓膜穿刺及鼓膜置管的缺点，所以通过激光鼓膜造孔术来清除中耳积液，同时也促进咽鼓管功能的恢复，疗效较好。据统计，通过激光鼓膜造孔治疗分泌性中耳炎，可显著提高儿童分泌性中耳炎的治疗水平，好转率达 68.6%。

同时，激光直接照射外耳道具有外热效应，可加快中耳腔内上皮细胞的新陈代谢，促进受损细胞功能的恢复，使咽鼓管通畅，负压解除，中耳黏膜恢复正常功能,渗液消失。然而,激光鼓膜造孔术并不能解决咽鼓管功能紊乱这一关键性致病因素,因此激光造孔清除中耳炎积液时,病因治疗仍十分重要。对短期内无法解除病因的顽固性分泌性中耳炎,仍需考虑鼓膜置管以延长鼓室通气时间,提高疗效。

(顾凌澜)

## 86. 激光可以治疗鼻腔粘连吗

鼻腔粘连发生的常见原因有:①鼻外伤导致鼻部骨折、中隔偏曲、鼻腔黏膜损伤等,治疗不当发生鼻腔粘连;②鼻腔手术操作粗糙,损伤黏膜多,术后发生粘连;③鼻中隔及鼻腔外侧壁同时手术或鼻腔广泛性手术,造成鼻腔粘连;④鼻腔手术后,换药不及时或处理不当,创面有纤维蛋白膜性物,逐渐机化而至粘连;⑤鼻部或鼻中隔做冷却、电灼、激光手术时,黏膜损伤广泛而致粘连;⑥过敏性鼻炎患者鼻黏膜水肿、渗液多,久而久之引起鼻腔粘连。鼻腔粘连可引起鼻塞、头痛、嗅觉减退或丧失等症状,导致鼻腔引流受阻,继发鼻窦炎等。也可以无临床症状,仅在体检时发现鼻腔粘连。传统治疗多用手术器械直接将粘连带咬除、分离或离断,这样做剖面大,常伴有新的组织损伤,引起出血,且术后由于鼻腔有新的创面,需要进行鼻腔填塞压迫,创面不光滑,恢复慢,容易反复粘连,会给患者增加痛苦,同时带来精神上的压力和治疗费用的增加。

激光有良好的热效应,术中可凝固、汽化、切割、分离病变组织,封闭术后血管,对正常组织损伤小。因此,激光治疗具有省时省力、术中不出血、视野清、准确性高、操作简便、不需住院、节省费用等优点,尤其适合下鼻甲与鼻中隔前部的粘连的治疗。

### 特别提醒

激光在处理鼻中隔侧时,注意不要碳气化过深,以免伤及软骨,造成鼻中隔穿孔。有些鼻腔粘连有防止鼻甲漂移、牵拉鼻甲、防止窦口狭窄等作用,故对于粘连少、无临床症状,但伴有鼻甲肥大的鼻腔粘连,要收缩鼻甲,保持鼻腔通畅,术后要每日换药,直至创面愈合。

(顾凌澜)

# 87. 激光可以治疗慢性咽炎吗

慢性咽炎是发生于咽黏膜、黏膜下和淋巴组织的一种慢性炎症，为咽部常见病、多发病。若连续 3 个月以上咽部有不适感，咽部黏膜充血，小血管曲张呈暗红色，表面有少量黏稠分泌物或咽后壁多个颗粒状滤泡隆起呈块性充血状，咽侧索淋巴组织增厚呈条索状，则一般可诊断为慢性咽炎。本病病程较长，易反复发作且较为顽固。慢性咽炎主要分为慢性单纯性咽炎和慢性增厚性咽炎。一般来说，在控制各种致病因素，保持良好生活习惯和采取各种治疗措施后，慢性单纯性咽炎可以缓解，否则易迁延为慢性肥厚性咽炎，其治疗效果欠佳，症状易反复。对于慢性增厚性咽炎，临床上经过病因治疗，仍迁延不愈者，一般采用中成药、理疗、微创等辅助治疗。

激光治疗慢性咽炎主要分为照射治疗及淋巴滤泡凝固治疗。激光对生物组织的作用主要是热效应。在为慢性咽炎患者进行局部照射治疗时，可取得显著的杀菌、促进血管扩张、改善血液循环、促进组织的新陈代谢、抑制炎症反应，促进炎症吸收，使炎症产物、代谢废物的排除加快的效果。激光接触照射咽部黏膜、淋巴和扁桃体组织，通过光热生物效应直接作用于真皮层的神经末梢感受器，起到刺激作用，可使局部血液循环及淋巴循环增加，改善局部新陈代谢，改善局部组织营养供应，提高机体免疫力和抵抗力，发挥治疗作用；提高能量和频率后，通过局部组织的热作用和汽化作用，使增生的淋巴滤泡消除，曲张的小静脉凝固，形成白色膜，8～12 天后局部增生的组织自行脱落并由新生组织代替，从而达到消除炎症的目的。激光瞬间高温可直接杀灭病原体，或使病变组织凝固、汽化，有利于慢性咽炎的恢复。

然而并不是所有的慢性咽炎都适合激光凝固治疗，只有对咽后壁淋巴滤泡明显增生且有主诉症状者才适宜。不过，慢性咽炎无法通过激光治疗达到根治的目的。治疗慢性咽炎，需要去除刺激源，调整饮食和作息，预防感冒，急性发作期服药物并进行激光照射等治疗，以缓解慢性咽炎的症状。

（顾凌澜）

# 88. 激光在耳硬化症中的应用

耳硬化症是一种原因不明的以内耳迷路包裹骨海绵样变性为病理特征的内

耳疾病，又名耳海绵化症。临床主要表现为双耳不对称性、进行性、传导性听力下降，晚期可出现感音神经性听觉减退，后进展为混合性聋。早期耳硬化症仅侵蚀镫骨底板前部并使足板后方半脱位，镫骨固定，造成言语频率中低频率段显著的传导性聋。病变继续进展即超越足板前缘，侧镫骨、前庭关节骨化固定，形成波及全频段的传导性聋。手术一直是耳硬化症的治疗首选，目的是尽可能恢复中耳正常的传声结构；手术大多通过矫正固定的镫骨足板，重建砧骨与前庭窗膜的连接通路，进而达到改善听力的目的。

目前镫骨手术治疗耳硬化症的目的是解决由于镫骨足板固定而导致的传导性听力损失。既往对晚期耳硬化症多主张保守治疗，20 世纪 90 年代，随着激光技术的发展，国外耳科学者临床证明激光适合镫骨小窗手术，可处理镫骨上结构和镫骨肌腱，行镫骨开窗。自从激光辅助技术引入人工镫骨手术以来，多项研究报道了应用 $CO_2$（二氧化碳）激光进行镫骨足板开窗治疗耳硬化症的案例，并取得了良好的疗效。尤其在面神经低垂、镫骨足板增厚等特殊情况下，手钻开窗风险很高，而用 $CO_2$ 激光可做到精确定位、创伤小、并发症少，且 $CO_2$ 激光开窗术后患耳的气骨导差更小，并发症也更少。机械微造孔时，钻孔器对镫骨底板有振动，间接地对前庭产生刺激，而激光造孔时不直接接触底板，因此减少了术后眩晕的发生。

应用 $CO_2$ 激光技术进行的镫骨开窗较传统镫骨开窗术有明显优势，降低术后并发症发生率，多数患者术后听力减退等症状得到一定改善。对于耳硬化症患者而言，$CO_2$ 激光辅助镫骨开窗人工镫骨植入术是一种安全、有效且相对经济的选择。

（顾凌澜）

## 89. 激光可以治疗哪些口腔疾病

（1）辅助牙槽外科治疗：包括辅助拔牙和治疗干槽症。在拔牙术中激光可以用来分离牙齿周围的韧带等软组织，更方便拔牙钳将牙齿取出。牙齿拔出后，使用激光杀灭牙槽窝细菌，烧灼出血点达到止血目的，刺激健康骨组织和软组织而促进愈合和生长。同时可以减少拔牙时间、提高患者术后的舒适度。应用理疗和生物刺激原理对干槽症部位照射，从而达到消炎止痛、促进伤口愈合目的。

（2）切除软组织：包括中重度牙周炎无需翻瓣的全口治疗、前庭加深术、牙龈整形术、纤维瘤切除、白斑无痛切除的治疗。具有止血消毒效果好、无水肿、麻醉量小、生物刺激效应和节省治疗时间等优点。

（3）牙体牙髓病治疗：包括去除龋坏组织、盖髓处理、牙本质硬化处理、窝沟封闭酸蚀、脱敏治疗、活髓切断术、钙化根管疏通、根管彻底荡洗消毒、去除玷污层、一次性完成根管充填、根管干燥、去除断裂器械、去除根管桩、根管再治疗。

（4）牙种植手术：包括应用于种植体Ⅰ期植入手术期，提高种植体早期稳定性；种植体Ⅱ期暴露期，减轻疼痛肿胀，提高患者舒适度；应用于种植体周围炎治疗，杀灭细菌，并引导组织再生，提高疗效。

（5）黏膜病治疗：复发性阿弗他溃疡、扁平苔藓、灼口综合征。

（6）其他：牙龈漂白、创口止血、祛除黑斑、祛除血管瘤。

（孙红英）

## 90. 激光治疗口腔疾病后还要做什么

利用半导体激光、Nd：YAG 激光、翠绿宝石激光和强脉冲激光治疗后，通常会出现红肿和疼痛，必要时可冰敷，减轻组织水肿，要经常漱口维护口腔卫生（如口内纤维瘤、血管瘤、白斑术后）。也可以局部应用抗生素软膏涂布防止感染（如唇部黑斑祛除术后）。一般情况下，不需术后口服抗生素。

（孙红英）

## 91. 下唇黏液囊肿可以用激光治疗吗

　　唇部黏液囊肿常为涎腺导管阻塞发生的潴留性囊肿,还可发生在颊部及舌尖腹面等部位。此类囊肿常规手术切除常因出血、瘢痕等原因导致切除不彻底,容易复发,而该囊肿易破溃,导致继发感染,如产生瘢痕组织,再次手术切除范围较大,可能影响功能和外形。激光治疗具有视野清晰、创面小、外形保存完整、无出血或出血少、创面愈合后瘢痕不明显、复发率低等优点。目前常用的激光有半导体激光治疗和 $CO_2$ 激光治疗,治疗效果与选择各激光器的治疗参数密切相关,需要由有资质的专业医师进行操作。治疗一般采用局部浸润麻醉,手术创面无需缝合,术后创面涂以抗生素药膏,保持口腔卫生,术后会有轻度水肿和疼痛,10～14 天创面即可愈合。

（蒋伟文）

---

**—— 专家简介 ——**

### 蒋伟文

　　蒋伟文,上海交通大学医学院附属第九人民医院口腔黏膜科主任医师,硕士研究生导师。中华口腔医学会老年口腔医学专业委员会副主任委员,上海市口腔医学会口腔黏膜病专业委员会常务委员。擅长口腔黏膜病等多学科的临床诊疗。

## 92. 激光治疗牙周炎的优势

　　牙周病主要是由于牙龈、牙周膜、牙槽骨这些牙齿周围组织受到细菌的感染,引起牙齿的松动、出血,牙周袋加深、牙槽骨吸收等。常规疗法需要在局麻下将牙龈切开、翻瓣,用器械刮治,再冲洗、缝合,术后服用抗生素,这一过程非常繁琐而费时,且疗效有限。现代激光(Er：YAG 激光、Nd：YAG 激光、半导体激光等)治疗牙周炎应用光子热效应,具有超强杀菌效果和牙周袋清创能力;高精确度的手术切口,能无痛、精准和选择性去除袋壁炎性肉芽组织,而不会伤及周围的健康组织;快速、无痛、有效地去除结石、黏附的菌斑;激光照射还能使牙骨质层牙周病原菌产生的顽固内毒素失去活性,使根面平整,细菌和牙结石难以黏附,促使牙周组织修复和再生。激光治疗术后极少有创面肿胀及不适感,术后恢复迅速。而且可以反复操作,患者的依从性高。

（蒋伟文）

## 93. 唇部黑斑可以用激光祛除吗

嘴唇上出现黑斑主要是由于黑色素异常沉着造成。这种黑色素异常沉着最常见于两种疾病：一种是黏膜黑斑，一般无任何症状，下唇多见，黑斑不高出黏膜表面，周围界限清楚，常为均匀一致的片状或小团块状，一般直径为 5 毫米左右。黑斑的颜色因个体、黑色素的数量以及黑色素所在的部位不同而有所差异。黑色素在上皮中距离表皮越浅，则颜色越深。这种黑斑多是良性病变。另一种是恶性倾向疾病——色素沉着肠道息肉综合征在口腔的表征。

对于良性唇部黑斑患者，觉得有碍容貌，又害怕手术切除的，激光美容祛除黑斑是一种理想的治疗方法。激光美容手术中和手术后的不适感非常轻微，局部麻醉量小，不需要缝合，在切割同时能够达到理想的凝固止血作用，另有增强手术视野的可视性、手术时间短、有效缩短伤口愈合时间等优势，是唇部黑斑的首选治疗方法。治疗后 1 个月患者需要注意防晒，以免再次出现色素沉着。而色素沉着肠道息肉综合征，则必须多学科综合治疗。

（蒋伟文）

## 94. 糖尿病患者可以用激光治疗口腔疾病吗

糖尿病是一组以高血糖为特征的代谢性疾病。糖尿病患者长期存在的高血糖，导致各组织，特别是眼、肾、心脏、血管、神经的慢性损害、功能障碍。严重高血糖时出现典型的"三多一少"（多饮、多尿、多食和体重减轻）症状。该类患者激光治疗口腔疾病应谨慎，治疗时可能会出现意料之外的反应。一般建议先将糖尿病病情控制后再做激光治疗。

（孙红英）

## 95. 激光会致癌吗

到目前为止，并无激光致癌的报道。相反，激光切除口腔肿物和口腔癌前病变是成熟而应用广泛的技术。需要注意的是，一般采用冷冻治疗的口腔恶性黑色素瘤，不能行激光或手术切除。

（孙红英）

## 96. 种植体周围炎可以用激光治疗吗

种植体周围炎是出现在种植体周围软硬组织的炎症，在临床上常表现为同自体牙牙周炎一样的表现：①牙龈或牙周黏膜充血、肿胀、溢脓；②种植体周有较深的牙周袋或骨袋形成；③种植体松动达到或超过1度；④X线片显示种植体颈部或体部周围有透射影。种植体周围炎是种植修复后常见的并发症之一，也是导致种植失败的主要原因。但目前常规的药物治疗和手术治疗效果并不理想。激光治疗作为一种新型、精准、微创的治疗方法，具有不破坏种植体表面形态、汽化肉芽组织、彻底清除手术区的致病菌、不会损伤骨组织，同时促进软组织和硬组织的愈合、加速诱导骨生长的优势，为目前种植体周围炎最有效的治疗方法。

（蒋伟文）

## 97. 巧用激光治疗小朋友舌系带短

舌系带短，是一种先天性发育异常，表现为舌底下正中处的系带过短，使舌的正常活动受到限制，舌前伸时，舌尖、舌背部呈沟状，严重者影响吮乳，影响发音清晰和学语，也就是人们常说的"大舌头"。

舌系带过短常常在婴幼儿时期即可发现，但是由于患儿年龄小，而传统的系带整形手术需手术刀切开后剥离系带，并将形成的菱形创面作直线缝合，术后还需拆线，患儿很难配合，导致许多患儿错过了最佳治疗时机，造成日后发音不良，甚至还会造成心理问题。采用现代激光技术，应用半导体激光、$CO_2$激光、Nd：YAG激光凝固、汽化治疗的方式，无需麻醉、无出血、不需缝合、手术时间短、手术精准，大幅提升舌系带短的患儿的治疗依从性。

（蒋伟文）

## 98. 激光治疗口腔疾病需要麻醉吗

激光切除术，一般要在激光前行局部麻醉；激光理疗和消毒则不需麻醉。祛除黑斑、牙龈漂白等治疗，可视情况行少量麻醉或不麻醉。

（孙红英）

# 99. 舌部血管瘤可以行激光治疗吗

激光治疗血管瘤技术已推行多年,比传统方法安全,扩大了血管瘤的治疗范围。舌部浅表血管瘤的激光治疗效果较好,但在一些深部或严重的病例中,一般仍使用非激光治疗。

（孙红英）